DE

LA VARIABILITÉ

DANS LES MICROBES

Au point de vue Morphologique et Physiologique

(APPLICATION A LA PATHOLOGIE GÉNÉRALE ET A L'HYGIÈNE)

PAR

LE DR A. RODET

Agrégé à la Faculté de Médecine de Lyon.

PRÉFACE

Par Monsieur le Professeur ARLOING, Correspondant de l'Institut.

Ouvrage récompensé par l'Académie
des Sciences, Belles-Lettres et Arts de Lyon (prix Christin et de Ruolz)

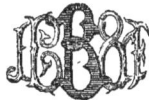

PARIS

LIBRAIRIE J.-B. BAILLIÈRE ET FILS

19, RUE HAUTEFEUILLE, 19

1894

DE LA

VARIABILITÉ DANS LES MICROBES

AU POINT DE VUE

MORPHOLOGIQUE ET PHYSIOLOGIQUE

DE

LA VARIABILITÉ

DANS LES MICROBES

Au point de vue Morphologique et Physiologique

(APPLICATION A LA PATHOLOGIE GÉNÉRALE ET A L'HYGIÈNE)

PAR

LE Dᴿ A. RODET

Agrégé à la Faculté de Médecine de Lyon.

PREFACE

Par Monsieur le Professeur *ARLOING*, *Correspondant de l'Institut.*

Ouvrage récompensé par l'Académie
des Sciences, Belles-Lettres et Arts de Lyon (prix Christin et de Ruolz)

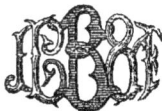

PARIS

LIBRAIRIE J.-B. BAILLIÈRE ᴇᴛ FILS

19, RUE HAUTEFEUILLE, 19

1894

A LA MÉMOIRE DE MON PÈRE

A. RODET

Chirurgien en chef de l'Antiquaille

A Monsieur A. CHAUVEAU

Membre de l'Institut, Professeur au Muséum d'histoire naturelle,
Inspecteur général des Écoles vétérinaires.

A Monsieur S. ARLOING

Correspondant de l'Institut, Professeur à la Faculté de Médecine,
Directeur de l'École vétérinaire de Lyon.

Que ces deux Maîtres veuillent bien agréer cette dédicace comme un faible hommage de ma profonde reconnaissance.

A. R.

PRÉFACE

Quelques années à peine nous séparent de l'avène-
ment de la microbie en médecine, et déjà nos idées se
sont profondément modifiées sur plusieurs points de ce
sujet important. De ce nombre est celui qui comprend la
forme et les propriétés des microbes.

Chez les animaux, la variabilité se traduit par des modifications organiques ; chez les végétaux supérieurs, par des
changements portant sur la forme et sur les propriétés,
c'est-à-dire par des modifications organiques et physiologiques. La variabilité est donc un fait bien établi en histoire
naturelle. Et pourtant, elle eut la plus grande peine à
s'introduire en bactériologie, bien que les microbes fussent
des végétaux inférieurs plus aptes que les autres à subir
l'influence des conditions ambiantes.

Il fut un temps où l'on prétendait assigner à un microbe
des caractères morphologiques précis, rigoureusement
transmissibles par voie de génération. Quand, dans une
série de cultures issues l'une de l'autre, on apercevait,
mélangés aux individus pourvus du type spécifique, des
individus s'en éloignant quelque peu, on déclarait immédiatement que les cultures étaient souillées par un microbe
étranger.

a.

Il fut un temps aussi où l'on croyait qu'un microbe avait des fonctions immuables comme sa forme, qu'il vivait toujours de la même manière dans les milieux artificiels ou dans l'organisme de l'homme et des animaux. En dehors des cas où l'on avait atténué volontairement les propriétés d'un microbe pathogène, celui-là, pensait-on, produisait les mêmes troubles physiologiques, les mêmes symptômes, en d'autres termes, un type clinique défini.

Les microbes étaient donc spécifiquement et rigoureusement déterminés par la forme et les propriétés.

Cela était un dogme sur lequel semblait reposer toute la microbie. Un novateur ne pouvait le menacer sans soulever des protestations ou faire naître un sentiment de défiance à l'égard de ses travaux.

Les naturalistes commencèrent à s'élever contre le *monomorphisme*. Des premiers, parmi ceux qui s'occupent de bactériologie médicale, nous nous sommes rangé à l'opinion des naturalistes et l'avons soutenue dans notre enseignement. Nous sommes heureux que M. Rodet l'ait partagée, car elle ne pouvait rencontrer de défenseur plus habile, plus érudit et plus consciencieux.

L'auteur du présent volume a examiné le problème sur toutes ses faces, apportant partout le contingent de ses observations personnelles.

Donc le lecteur trouvera, condensés dans cet ouvrage, tous les travaux ayant trait aux variations morphologiques des colonies microbiennes et des microbes, à celles de la fonction chimique et de la fonction pathogène, à l'adaptation des microbes aux milieux plus ou moins favorables où ils sont plongés.

Ces questions capitales sont envisagées d'abord d'une manière analytique ; ici, fourmillent les exemples ; le bactériologiste en rencontrera pour l'éclairer sur les faits exceptionnels qui s'offrent à lui et ne manquent jamais de jeter quelque trouble dans son esprit.

Mais si les faits sont les assises de la science, c'est « l'idée formulée par les faits qui représente la science ». Aussi, M. Rodet, formé à la méthode expérimentale, reprend-il ses matériaux et se livre-t-il, dans une seconde partie, à une étude synthétique où il cherche à saisir le déterminisme des variations et les limites dans lesquelles ces variations altèrent le type spécifique.

Cette double façon d'envisager la variabilité en microbie est l'un des caractères les plus remarquables du livre.

Les variations dans les microbes ne sont pas de simples curiosités ou seulement des faits utiles à l'édification de la doctrine du transformisme.

Leur connaissance est indispensable au progrès de la microbie. Aujourd'hui, on ne saurait se flatter de déterminer un microbe donné sans l'avoir suivi pendant quelque temps dans son évolution et sans avoir essayé plusieurs fois son action physiologique sur les milieux vivants et inertes. Cette connaissance est indispensable aussi au progrès des applications de la microbie à la médecine et à l'hygiène. Il importe, en effet, de reconnaître ses ennemis sous tous les déguisements qu'ils peuvent prendre, de savoir que la forme n'est pas liée invariablement à la propriété, ni la propriété à la forme, que cette propriété peut disparaître et renaître, s'atténuer et s'exalter dans des conditions qu'il serait intéressant et heureux pour le bien social de connaître entièrement.

L'emploi des virus artificiellement modifiés pour produire l'immunité contre certaines maladies meurtrières permet de comprendre la transformation d'un agent nuisible en agent utile. Malheureusement, la réciproque existe et tel microbe destitué de son pouvoir pathogène peut le récupérer dans le monde extérieur ou dans l'organisme et devenir tout à coup un agent dangereux.

Ces particularités sont mises soigneusement en relief dans le chapitre V de la première partie, incontestablement le plus remarquable du volume.

S'ensuit-il que la bactériologie flotte sans boussole sur un vaisseau désemparé. Au contraire, l'étude attentive de la variabilité a mis à la disposition du microbiste des moyens nouveaux pour échapper à l'erreur. Elle lui a fait savoir dans quelle mesure exacte il convenait de se servir des caractères morphologiques, physiologiques et pathogènes dans les déterminations microbiennes.

Si ces lignes peuvent démontrer au lecteur l'importance du sujet que M. Rodet s'est proposé, il me reste à dire que l'auteur l'a traité de main de maître. On voit à chaque page l'empreinte d'un esprit net, qui a beaucoup vu et beaucoup appris, et la trace d'une plume fort bien conduite.

Aussi je me plais à espérer que la *Variabilité dans les microbes* rencontrera dans le public savant l'accueil réservé aux livres utiles, bien conçus et bien écrits.

S. ARLOING.

Lyon, 15 novembre 1894.

DE LA

VARIABILITÉ DANS LES MICROBES

AU POINT DE VUE

MORPHOLOGIQUE ET PHYSIOLOGIQUE

INTRODUCTION

COUP D'ŒIL HISTORIQUE — DIVISION DU SUJET

La science des microbes étant bien jeune encore et en
pleine évolution, il en résulte que des termes qui sont dans
toutes les bouches peuvent manquer d'une définition pré-
cise; la même expression est employée par différents
auteurs dans des acceptions diverses, et traduit des faits
quelque peu disparates. C'est le cas pour les mots « variations » et « variabilité », en tant qu'ils s'appliquent aux
infiniment petits. « Il fallait commencer », dit un auteur
très compétent en cette matière (Winogradsky, Sur le
pléomorphisme des bactéries, *Annales de l'Institut Pasteur,*
1889), « par s'entendre sur le sens des mots; on ne l'a pas
fait à temps, et une polémique faite de malentendus s'en
suivit. Les uns prenaient le mot « constant » dans son sens
grammatical, et demandaient par exemple qu'une sphère

bactérienne fût toujours une sphère, sans songer que ce degré de constance n'appartient qu'aux corps inertes. D'autres prenaient ce même mot dans un sens plus physiologique ; mais alors, dans une même espèce à développement simple et uniforme, les uns voyaient une preuve de variations, les autres une preuve de constance. » Dans ces conditions, pour traiter de la variabilité dans les microbes, le meilleur parti consiste sans doute à donner aux mots leur signification la plus large. Je dois donc considérer comme appartenant à mon sujet tous les faits dans lesquels on constate une variation quelconque dans un microbe, quels que soient le caractère ou la propriété sur lesquels elle porte, dans quelque condition ou avec quelque étendue qu'elle se présente. Mais je tiens à dire dès le début que ces faits ne forment pas une catégorie très homogène.

Pour fixer les idées et donner tout de suite un aperçu, tant sur les faits de variabilité en général que sur les principales subdivisions que j'établirai, il n'est pas inutile de jeter un coup d'œil en arrière, et de suivre, dans un court historique, l'évolution des idées sur la fixité et la variabilité des microbes.

Il n'y a pas à remonter bien loin. Il est clair qu'avant l'ère des études expérimentales sur ces petits êtres, inaugurée par M. Pasteur, il ne pouvait être question de notions définies sur ce point. On ne savait pas même ce qu'étaient les microbes, on les confondait avec les infusoires, on les faisait naître dans les matières organiques par génération spontanée: il n'y avait pas place pour la moindre idée scientifique sur leurs caractères et leurs propriétés. Et cependant une partie de ces êtres avaient déjà, et depuis longtemps, le privilège d'être l'objet d'une doctrine, sans que toutefois on les connût comme microbes. C'étaient les agents des maladies infectieuses ou virulentes; ils étaient considérés par la tradition médicale comme doués de propriétés fixes et immuables, chacun d'eux étant strictement limité à une maladie spéciale, caractérisé et défini par le pouvoir même de la faire éclore, *spécifique* suivant l'expression consacrée. Toutefois, cette spécificité n'était pas incompatible avec une certaine variation dans l'intensité des effets ; et volontiers l'on soupçonnait que quelques modifications dans le *degre d'activité* des agents pathogènes pouvaient contribuer à cette diversité que l'on observait nettement, suivant les temps et les lieux, dans l'intensité d'une même maladie[1].

C'est M. Pasteur qui fait le premier pas dans l'étude scientifique des microbes, par ses mémorables recherches sur les fermentations. Et immédiatement s'affirme une idée sur le sujet qui m'occupe, c'est que chaque microbe est défini par la nature de la fermentation ou du phénomène chimique qu'il engendre ; c'est l'idée de la fixité dans la fonction.

Bientôt Cohn fait l'étude botanique des microbes. Il croit àla fixité de la forme. Il affirme tout d'abord que ce sont des êtres bien à part, constituant un groupe fermé de végétaux inférieurs sans aucun rapport évolutif avec des êtres supérieurs à eux[2]. En second lieu, il soutient que cette catégorie d'êtres se compose d'unités biologiques bien séparées, de véritables espèces ; que celles-ci peuvent être classées en groupes secondaires définis par des caractères de forme bien tranchés, et que pour chaque espèce l'évolution morpholo-

---

[1] Quelques esprits hardis étaient allés plus loin pour un fait particulier bien célèbre, et soupçonnaient le virus de la vaccine de n'être qu'une forme affaiblie du virus variolique. Rey avait constaté des inégalités de force dans le virus rabique.

[2] On avait prétendu que ce n'étaient que des stades inférieurs d'une évolution morphologique, dont les états adultes scraient les leptothrix (Robin) ou même des moisissures (Hallier).

gique est simple et invariable. C'est le *monomorphisme* de Cohn.

Mais la doctrine de Cohn ne tarde pas à se trouver en conflit avec une doctrine absolument opposée. Nægeli, tout en reconnaissant les microbes comme groupe fermé, affirme la variabilité indéfinie des espèces. A peine peut-on parler d'espèces ; chacune est susceptible de se présenter sous les états les plus variés, tant au point de vue des fonctions physiologiques que de la forme ; le même être sera successivement agent de fermentations diverses, de maladies variées, et successivement aussi revêtira l'un quelconque des types botaniques décrits et distingués par Cohn. On a appliqué à cette doctrine de Nægeli l'expression de *polymorphisme ;* à vrai dire, ce mot ne dit pas assez : c'est plus que du polymorphisme, ce qu'admettait Nægeli, c'est de la variabilité indéfinie [1].

Cependant Koch, élève de Cohn, contribue puissamment à entretenir l'idée de la séparation des espèces. Mais il retire un peu sa confiance aux caractères de forme pure, et pense trouver des caractères fixes dans les réactions histo-chimiques, et surtout dans l'aspect macroscopique ou les qualités physiques des cultures sur des milieux solides déterminés.

En 1880, surgit un véritable événement. M. Pasteur découvre l'atténuation des microbes pathogènes. Chose curieuse, lui qui avait proclamé l'importance de la fonction, comme caractère d'espèce, signale le premier fait qui démontre d'une manière décisive que précisément la fonction peut varier. Ce pouvoir pathogène qui semblait être la propriété fondamentale et intangible de l'agent virulent, celui-ci peut d'une manière plus ou moins complète en être destitué.

---

[1] Billroth a appliqué la doctrine de Nægeli sur le terrain médical : un seul microbe pathogène *(coccobacteria septica)* serait capable, en variant, de produire toute espèce d'accidents infectieux.

Et alors, la variabilité des fonctions microbiennes, les faits analogues se multipliant, prend place dans la science et s'affirme. Mais on la conçoit de diverses manières ; quelques-uns pensent que le pouvoir pathogène n'est pas inhérent au microbe, que c'est une propriété d'emprunt, surajoutée, une sorte de vêtement que lui livre l'organisme malade et dont il se débarrasse aisément sans changer en rien par ailleurs ; d'autres croient voir là au contraire des variations radicales qui doivent faire penser à des mutations d'espèces. Entre ces conceptions extrêmes se placent d'ailleurs diverses manières d'interpréter les faits : M. Chauveau, par une étude approfondie des variations fonctionnelles, en détermine la nature, en fixe les limites ; il affirme la variabilité, il nie, pour les faits expérimentaux actuels tout au moins, la transformation spécifique.

D'autre part, l'étude botanique amène Zopf à une nouvelle formule sur la variabilité de la forme, formule qui diffère à la fois de celle de Cohn et de celle de Nægeli. Il ne conclut pas à la négation des espèces, puisqu'il donne une classification ; mais, par une généralisation hâtive basée sur quelques faits particuliers, il prétend que beaucoup d'espèces sont susceptibles de prendre successivement les diverses formes qui sont données par Cohn comme caractères de groupes. Les groupes (sortes de genres) qu'il établit ne sont cependant pas sans analogie avec ceux de Cohn ; mais ici, au lieu d'être définis par une forme, ils le sont par l'ensemble des formes dont les espèces sont susceptibles. Ici encore on met le mot polymorphisme, et, à mon sens, c'est ici qu'il est le mieux à sa place.

Je n'ai pas la prétention de donner un historique détaillé. Mon but était seulement d'en dire assez pour pouvoir poser les termes du problème, et établir des jalons permettant de classer les faits.

A un examen superficiel, on voit que l'attention s'est tour à tour portée sur la forme et sur les fonctions. Suivant la tournure des esprits, on a attaché plus d'importance, tantôt aux variations morphologiques, tantôt aux variations fonctionnelles. Pour des naturalistes purs, les premières seules mériteraient vraiment d'être qualifiées de variations, car en histoire naturelle il est de règle de ne considérer guère comme attributs d'espèces que les caractères tirés de la forme et de l'évolution. Mais, en revanche, les variations fonctionnelles sont si intéressantes dans ce monde des infiniment petits dont les fonctions jouent un rôle si capital dans l'économie des êtres vivants et même dans l'organisation générale de notre globe. Et d'ailleurs des savants de la plus grande autorité, notamment MM. Pasteur et Chauveau, ont estimé qu'il était juste de voir dans les attributs fonctionnels des caractères d'espèces, et dans les modifications dont ceux-ci sont susceptibles de véritables variations ; à tel point, que c'est par les variations de cet ordre qu'ils ont pensé pouvoir arriver à une transformation spécifique, à une réalisation expérimentale d'espèces nouvelles. En conséquence, je dois examiner avec une égale attention les variations morphologiques et les variations fonctionnelles, sauf, après avoir étudié les unes et les autres, à en discuter l'importance en les comparant.

Indépendamment de cette distinction, tous les faits signalés comme exemples de variations sont loin d'être équivalents. Nous verrons que, aussi bien pour la forme que pour les fonctions, il y a des changements de caractères qui se montrent en rapport étroit avec les conditions actuelles de milieu et ne survivent pas à la condition modificatrice ; d'autres, au contraire, persistent quoique la condition modificatrice soit écartée. Pour les fonctions, l'importance de ces deux ordres de faits est absolument différente ; pour la morphologie, la distinction est moins radicale, elle me paraît cependant mériter d'être faite. Mais, pour être complet, je n'ai pas à faire d'avance un choix entre les faits ; je dois comprendre dans mon sujet tous ceux où, à un titre quelconque, on a parlé de variations, sauf à essayer ensuite de les classer, et surtout avec le devoir, après les avoir analysés, de les soumettre à une vue d'ensemble, à une critique sur leur déterminisme et leur signification.

De là découle le plan que je vais suivre.

Une première partie sera consacrée à l'analyse des faits. Théoriquement, elle pourrait être divisée en deux chapitres, l'un relatif aux variations des caractères morphologiques, l'autre à celles des fonctions et propriétés physiologiques. Mais il y a plusieurs raisons de faire un plus grand nombre de coupures. D'abord, c'est qu'un chapitre consacré seul aux diverses fonctions et propriétés physiologiques serait confus en raison de la diversité de celles-ci ; d'autant mieux que l'une des fonctions, la fonction pathogène, eu égard à l'intérêt considérable qui s'y attache et surtout au grand nombre de travaux et à l'analyse particulièrement avancée dont elle a été l'objet, mérite un chapitre à part. De plus, certains caractères sont bien difficiles à rattacher exclusivement, soit à la morphologie, soit aux propriétés physiologiques : je veux parler des caractères macroscopiques des végétations microbiennes, qui dépendent à la fois des propriétés fonctionnelles et des caractères évolutifs, et par là méritent d'être mis à part. Aussi, dans cette première partie, après avoir examiné d'abord les variations qui portent sur les *caractères morphologiques*, j'étudierai successivement : celles qui ont trait aux caractères macroscopiques des végétations microbiennes, en d'autres termes celles des *qualités physiques* des cultures ; les variations des *fonctions chimiques ;* les variations de certaines *propriétés biologiques;* enfin celles de la *fonction pathogène*. Chacun de ces chapitres sera terminé par une récapitulation et une courte étude synthétique spéciale à chacun d'eux.

Dans une seconde partie, je tenterai une étude synthétique générale des variations microbiennes. J'essayerai de déduire de l'analyse précédente des données d'ensemble sur les variations, et sur leur importance, tant au point de vue spécial de la microbiologie qu'au point de vue de la biologie générale. Ce sera d'abord une récapitulation des faits, où j'essayerai de les grouper et de les classer; puis j'examinerai successivement les questions suivantes :

Peut-on donner une appréciation générale sur le déterminisme de ces phénomènes?

La variabilité est-elle illimitée? s'oppose-t-elle à l'admission, dans le monde des microbes, de types définis méritant le nom d'espèces ?

Quelles sont les conséquences de la variabilité pour la définition des espèces? et quelle est la valeur relative des différents attributs comme caractères d'espèces?

Quelle est la signification de ces faits au point de vue du transformisme? peut-on dire que les variations que l'on observe ou que l'on réalise aillent jusqu'aux transformations spécifiques ? et la théorie transformiste peut-elle les invoquer en sa faveur?

PREMIÈRE PARTIE

ÉTUDE ANALYTIQUE DES VARIATIONS CHEZ LES MICROBES

CHAPITRE PREMIER

VARIATIONS DES CARACTÈRES MORPHOLOGIQUES

I

Voici d'abord un certain nombre de faits qui montrent qu'on peut voir un même microbe pulluler avec des caractères morphologiques différents suivant les conditions de milieu en présence desquelles il se trouve.

Un très remarquable exemple est fourni par le *bacillus anthracis*, cultivé comparativement dans l'organisme animal et dans les milieux inanimés. Dans le sang des animaux charbonneux, on trouve le microbe sous la forme de bâtonnets, tous égaux en longueur, qui ne sont jamais munis de spores et qui se multiplient uniquement par scissiparité. Dans les milieux de culture *in vitro*, ce bacille s'allonge considérablement sous forme de filaments, qui peuvent atteindre une très grande longueur, et terminent leur évolution par la

production, dans leur intérieur, d'un nombre plus ou moins
grand de spores. Les filaments d'une culture sont d'ordinaire
de longueur très variée, de toutes dimensions, depuis les
plus longs jusqu'à des bâtonnets courts analogues à ceux du
sang charbonneux ; c'est le cas habituel pour les cultures en
bouillon de viande. D'autres fois, comme je l'ai observé moi-
même notamment dans l'urine, la culture consiste presque
exclusivement en filaments démesurément longs, qui s'entre-
mêlent les uns aux autres, se tressent, se pelotonnent, se
brouillent, et forment souvent un réseau confus et inextrica-
ble où il peut être difficile de distinguer les éléments constituants. Dans un milieu riche en matériaux nutritifs, les
formes végétatives (bâtonnets et filaments) sont abondantes,
et l'élément de reproduction (spores) est rare ; dans un
liquide pauvre, il y a une formation beaucoup plus abondante, et qui peut être vraiment exubérante, de spores. Dans
un milieu additionné d'une certaine proportion de permanganate de potasse ou d'acide phénique, le microbe ne donne que
des formes végétatives dépourvues de spores (E. Roux) ; le
même résultat a été obtenu avec un milieu composé de jaune
d'œuf et albumine d'œuf (Christmas). Si la culture se fait
en présence de conditions délétères (dysgénésiques), on
observe encore plus de variété : à la température de 42-43
degrés, le microbe pullule en filaments moins réguliers,
moins homogènes, granuleux, et sans spores proprement
dites ; dans des bouillons de composition chimique peu favorable, à côté de filaments réguliers, cylindriques et homogènes, d'autres présentent des renflements, des dilatations [1]
et, intercalés aux articles cylindriques, des articles courts et
plus ou moins arrondis.

---

[1] Ces renflements renferment souvent des granulations ayant l'apparence de spores (pseudo-thèques de Toussaint).

Le *bacillus septicus gangrenæ* (vibrion septique de Pasteur) pullule sous forme de bâtonnets courts dans le tissu cellulaire sous-cutané et l'épaisseur des muscles ; dans le sang (Pasteur) et dans les séreuses (Chauveau et Arloing), il s'allonge beaucoup et prend la forme de filaments recourbés. Dans les milieux de culture, sa forme est également différente suivant la composition du milieu : ce sont des bacilles courts dans les bouillons ordinaires, et de longs filaments recourbés dans les liquides préparés pour la fermentation butyrique (Linossier).

MM. Arloing, Cornevin et Thomas ont vu que le *bacterium Chauvæi* (agent pathogène du charbon symptomatique), qui normalement a la forme d'un bâtonnet régulier et cylindrique, donne des éléments fortement renflés en leur milieu (forme *clostridium)* lorsqu'il est conservé quelque temps à basse température au sein de la tumeur charbonneuse qu'il provoque chez le bœuf ; et, dans du bouillon additionné de glycérine et de sulfate de fer, ils l'ont vu prendre la forme de clous de girofle très brefs.

Le *bacillus megaterium*, placé dans des conditions nutritives défavorables, se divise, d'après de Bary, en articles très courts qui peuvent arriver à ressembler à des microcoques.

Guignard et Charrin ont réalisé une grande diversité de forme du *microbe du pus bleu*, en le cultivant dans des milieux additionnés de produits antiseptiques (acide borique, thymol, etc.). Tandis que dans le bouillon de culture ordinaire c'est un bâtonnet très court, dans les bouillons additionnés de produits nuisibles ce sont, suivant la nature et la proportion de l'antiseptique, des bâtonnets sensiblement plus longs, de longs filaments flexueux, des spirilles, ou, par une modification inverse de forme, des bâtonnets extrêmement courts ressemblant tout à fait à des coccus. Les formes spéciales sont ici étroitement dépendantes de la présence des antiseptiques, attendu que, si un bouillon ordinaire est ensemencé avec une telle culture à morphologie très anormale, il reproduit d'emblée la forme normale.

Le *bacillus prodigiosus* est, dans les milieux de culture ordinaires, un bâtonnet extrêmement court, un microbacille. Si on le cultive dans des milieux acides, particulièrement en présence de l'acide tartrique, on le voit prendre la forme de bâtonnets proprement dits et même de filaments (Wasserzug).

Le *bacillus heminecrobiophilus* de M. Arloing offre un bel exemple de polymorphisme en rapport avec le milieu. Dans le bouillon, et au contact de l'air, ce sont des éléments courts et épais, de longueur diverse depuis une très grande brièveté cocciforme jusqu'à une longueur de $4\,\mu$; dans le même liquide, mais en présence de l'acide carbonique, ce sont de longs bacilles de 8 à 20 μ. Sur la gélatine, les éléments prennent une longueur moyenne et assez uniforme (3 à $4\,\mu$). Sur la pomme de terre, le microbe s'amincit et se raccourcit, c'est un mélange de fins bacilles courts et d'éléments ronds en forme de coccus.

Le *bacillus cyanogenus* (bacille du lait bleu), d'après Neelsen et Cienkowski, se présente, suivant les conditions de culture, tantôt sous la forme de bacilles mobiles, tantôt sous celle de bactéries immobiles, tantôt en articles tellement courts que leur succession rappelle la forme de *torulal*.

Un microorganisme étudié par M. Metchnikoff *(spirobacillus Cienkowskii)*, agent d'une maladie infectieuse des daphnies, prend, suivant les milieux, la forme de bactéries ovales, de bacilles droits, de longs bacilles recourbés, de spirilles, de petits bacilles courbes, de filaments minces.

Le *pneumocoque* de Talamon-Frænkel, qui dans les humeurs animales est caractérisé par la présence d'une

capsule, ne présente pas de capsule appréciable lorsqu'il
pullule dans les milieux de culture ordinaires. D'après certains auteurs, il pourrait être muni d'une capsule lorsqu'on
le cultive dans le sérum du sang ou dans le lait. Suivant
la nature du milieu de culture, on peut aussi voir ce microbe
présenter des variations dans le mode de groupement des
éléments : le même échantillon de pneumocoque aura dans
le bouillon sa forme typique de diplocoque avec quelques
chaînettes courtes de trois ou quatre éléments, et pourra
dans une culture sur agar affecter une disposition en chaînettes composées d'un plus grand nombre d'éléments.

MM. Arloing et Chantre ont vu que le *streptococcus
pyogenes* pouvait présenter de notables variations dans la
forme et le mode de groupement des éléments, suivant les
conditions de culture. Le même échantillon leur a donné,
tantôt des chaînettes longues à nombreux grains, tantôt des
chaînettes plus ou moins courtes, les cultures pouvant même
contenir des grains isolés ; c'est-à-dire que le même échantillon peut revêtir les caractères assignés par certains auteurs
à des espèces différentes ou même à des genres sous les
noms de *streptococcus brevis*, de *strept. longus* et de
strept. conglomeratus. Ils ont même vu, dans des conditions
qu'ils n'ont pas pu très bien préciser, mais qui ont pu être
(je le soupçonne d'après les autres faits connus) des conditions dységnésiques, les éléments de ce microbe affecter
momentanément la forme bacillaire.

Karlinski a décrit un microbe (d'une *septicémie de la
souris)* auquel les diverses conditions de culture (température, consistance du milieu) font prendre également des
formes variées, depuis la forme de bâtonnets très courts
simulant des coccus jusqu'à la forme de spirilles.

Le *bacille de la tuberculose aviaire* se cultive sur les
milieux solides sous la forme de bâtonnets de 2 ou 3 μ,

tous à peu près égaux, et identiques à ceux que contiennent les organes tuberculeux. Dans le bouillon, il pullule en éléments plus variés de longueur, dont un grand nombre sont beaucoup plus longs.

J'ajouterai à ces exemples le *bacillus coli communis* et le *bacille d'Eberth*. Dans tous les chapitres de ce travail, au sujet de chaque caractère considéré dans ses variations, j'aurai à signaler des faits concernant ces microbes, et j'insisterai sur eux avec une certaine prédilection. C'est que j'ai moi-même, en collaboration avec mon collègue et ami G. Roux, étudié d'une manière toute particulière ces deux types microbiens, et nous avons suivi attentivement leurs variations à divers points de vue; nous avons même acquis la conviction qu'ils sont unis l'un à l'autre par des liens très étroits qui font de leur rapprochement même un des beaux exemples de variations microbiennes. Ne parlons ici que de leurs variations morphologiques en rapport avec les conditions actuelles de culture.

Le *bacillus coli communis* habite normalement l'intestin de l'homme. Il s'y présente sous la forme de bâtonnets courts, de longueur à peu près uniforme, deux à trois fois plus longs que larges; Escherich, qui l'a découvert sous cette forme, l'a décrit, en raison de sa brièveté, sous le nom de *bacterium*. Prenons ce microbe et cultivons-le simultanément dans deux conditions différentes, d'une part dans de la gélatine ou dans du bon bouillon nutritif que nous placerons à température eugénésique, d'autre part dans le même bouillon que nous exposerons à une chaleur dysgénésique, voisine des températures qui ne permettent plus la végétation (42 à 46°), nous obtiendrons deux cultures qui seront dissemblables, quant aux caractères morphologiques. Dans la culture à température eugénésique, ce sont des bâtonnets courts, de longueur à peu près uniforme, c'est-à-dire ayant assez bien conservé les caractères de forme qu'ils présentent dans l'intestin. Dans l'autre, il y aura, à côté de bâtonnets semblables, des éléments beaucoup plus longs : la longueur, au lieu d'être le double de la largeur, comme dans le cas précédent, égalera dans certains éléments dix à douze fois, dans d'autres plus de vingt fois l'épaisseur; en d'autres termes, la forme *bacterium* se complique d'éléments franchement bacillaires et même, pour quelques-uns, filamenteux, à tel point que vraiment la première observation d'une telle culture donne l'impression d'un microbe bien différent de celui d'où l'on est parti. Si l'on veut analyser les détails, on remarque que, tandis que les éléments de la culture faite à température favorable montrent un protoplasma homogène qui se colore d'une manière uniforme , ceux de la culture soumise à la chaleur dysgénésique, notamment les longs, présentent dans leur intérieur des détails de structure, espaces clairs et à faible affinité pour la couleur, grains réfringents et fixant vivement les matières colorantes, pseudo-spores, etc. Une autre manière d'obtenir une notable différence dans les caractères morphologiques de ce microbe, c'est de le cultiver sur pomme de terre. C'est là un terrain de culture assez inégal, sur lequel la forme prise par le microbe n'est pas toujours la même : on pourra l'y voir pousser en bâtonnets courts et homogènes; mais le plus souvent, et quoique la culture soit soumise à une température eugénésique, ce sont des bacilles notablement plus longs (moins longs toutefois que les éléments filamenteux des cultures en bouillon soumises à une température dysgénésique), d'une longueur assez uniforme et égale pour tous les éléments, sensiblement plus épais et moins mobiles que dans les autres milieux, et présentant souvent d'une façon remarquable des détails de structure, espaces clairs et grains réfringents.

Le *bacille d'Eberth*, dans la rate et les autres organes des malades atteints de fièvre typhoïde, se montre en bâtonnets courts et égaux en longueur. Dans un bouillon ensemencé avec ces éléments, et à une température eugénésique, il pullule en bâtonnets ordinairement d'inégale longueur dont quelques-uns peuvent être plus courts, mais d'autres notablement plus longs que ceux que l'on voyait dans le suc d'organe typhique qui a servi de semence. Si la culture est faite à la température dysgénésique (41 à 45°), il s'allonge beaucoup, comme le bac. coli, en éléments qui peuvent être assez longs pour mériter le nom de filaments, avec une belle production d'espaces clairs et de grains réfringents. Sur la pomme de terre, il présente souvent aussi une modification analogue à celle qui vient d'être signalée pour le bac. coli.

II

Voici maintenant des exemples de variations plus profondes. c'est-à-dire persistant en l'absence des conditions qui les ont déterminées.

On peut citer encore le *bacillus anthracis*. Lorsqu'il a été soumis d'une manière suffisamment intense et prolongée à une condition dysgénésique, on a beau faire cesser la condition anormale, on le voit présenter des caractères nouveaux et différer plus ou moins du bacille normal, malgré qu'on les compare alors dans des conditions de culture absolument identiques. C'est ainsi qu'après avoir été cultivé sous l'action d'une température de 42-43 degrés, ou en présence d'une atmosphère d'air comprimé, il conserve des caractères anormaux de végétation, quoiqu'on le ramène à des conditions eugénésiques de chaleur ou d'aération : si

l'on peut voir encore dans les cultures des filaments droits
et bien cylindriques comme dans les cultures normales,
d'autres éléments présentent des incurvations brusques, des
flexuosités ou des épaississements qui portent, tantôt sur
toute la largeur, tantôt sur une partie seulement d'un fila-
ment; souvent ces filaments à formes anormales ont un contenu moins homogène que celui des filaments normaux, la
matière colorable (protoplasma et chromatine) y est répartie
d'une manière irrégulière. La richesse en spores a alors plus
ou moins diminué : les spores parfaitement formées sont
rares, mais en revanche beaucoup de filaments produisent
de petits grains arrondis bien réfringents qui ressemblent à
des spores en voie de développement (spores rudimentaires
de M. Chauveau). C'est avec des caractères plus anormaux
encore que l'on voit végéter le bacille charbonneux lorsqu'il
a vieilli dans un bouillon nutritif très riche, sans doute par
suite d'une influence modificatrice de ses propres produits
de nutrition. J'ai vu moi-même, dans ces conditions, ce
microbe présenter au maximum des anomalies morphologiques; on voit alors dans les filaments certains articles
tellement raccourcis et épaissis que leur longueur ne l'em-
porte plus sur leur largeur, et j'ai vu certains éléments cons-
titués par une série d'articles, les uns renflés en massue, les
autres tout à fait ronds. On peut même voir, comme je l'ai
observé, isolés dans le liquide, des articles courts et renflés,
ou véritablement sphériques; ils sont alors entremêlés, bien
entendu, à des éléments moins modifiés, et c'est toute une
gamme entre les filaments les plus reconnaissables et ces
formes singulières qui donnent l'impression de la présence
accidentelle d'un microbe étranger. D'après Wasserzug,
après avoir passé un certain nombre de fois par des liquides
de culture acides, le bacille charbonneux ne donnerait plus,
même dans les bouillons ordinaires, que des formes courtes

semblables à celles que l'on voit dans le sang, d'une façon
d'autant plus accentuée que la série de cultures en milieu
acide a été plus prolongée. Une influence agissant sur le
microbe en inertie et en vie latente, en dehors de toute végétation, peut aussi imprimer une modification persistante de
la végétabilité. Ainsi, après avoir été soumis à l'état de
spores à l'action de la lumière solaire pendant un temps
trop court pour le tuer, il pullule dans les meilleures conditions de culture, en filaments courts, sinueux, frisés (Arloing).
D'après Phisalix, le bac. anthr. qui a été cultivé en série à
42-43° (jusqu'à supprimer la faculté sporogène) pousse dans
le sang de la souris avec une forme différente de celle que
le bacille normal affecte dans le sang, c'est-à-dire en filaments allongés.

Une des modifications morphologiques les plus remarquables du bacille charbonneux est la suppression de la
sporulation. Un certain séjour en présence de l'oxygène
comprimé porte une atteinte marquée à cette fonction.
L'action d'une température dysgénésique (42-43 degrés) sur
une culture en évolution l'affaiblit aussi considérablement
(Chauveau); et, si l'on propage quelque temps le microbe
dans une série de cultures à cette température, on supprime
complètement la faculté de produire des spores (Phisalix).
L'influence prolongée de certains corps chimiques nuisibles
peut avoir également pour résultat cette abolition de la
fonction de reproduction par spores ; c'est ce qu'a réalisé
M. E. Roux avec le permanganate de potasse et l'acide phénique ; c'est ce que divers observateurs ont vu se produire
sous l'action de ces conditions chimiques indéterminées que
réalise le vieillissement des cultures. La faculté de produire
des spores est supprimée d'une façon durable et permanente,
en ce sens que le bacille ainsi modifié, transporté dans un
bouillon qui avec le microbe normal donnerait une belle

récolte de spores, pullule et se propage en une série de générations sans produire de spores, en se multipliant exclusivement par scission (races asporogènes). Cela ne veut pas dire que la perte de cette faculté soit irrémédiable ; les essais de M. Phisalix montrent que, par certains artifices et certaines conditions spéciales de culture, on peut acheminer le microbe vers la récupération de cette fonction pri· mordiale.

Le *bacillus prodigiosus*, après une série de cultures en milieux acides, continue quelque temps à pulluler sous la forme de filaments, dans un bouillon ordinaire qui avec le microbe non modifié donne la forme normale en bâtonnets extrêmement courts. Une modification analogue de la propriété végétative est obtenue par l'application méthodique d'une température de 5o degrés (Wasserzug). Des phéno‑ mènes semblables ont été réalisés par le même auteur avec le *bacille vert de l'eau*.

Une suppression de la propriété sporifique a été notée pour le *bacille du tétanos* par MM. Vaillard et Vincent, comme résultat de l'action limitée d'une température élevée.

D'après M. Winogradsky, le microbe qu'il a décrit comme *ferment nitreux* peut dans les cultures affecter deux états morphologiques quelque peu différents ; les cellules restant isolées, ou se groupant en petits amas (états de monades et de zooglæes, d'après l'auteur). Par des soins culturaux, il peut déterminer la prédominance de l'une ou l'autre de ces formes, et arriver à avoir, dit-il, comme deux races, l'une de monades, l'autre de zooglæes. Toutefois, en possession d'une de ces races, on remarque qu'elle n'est pas d'une fixité complète, car on observe dans la série des cultures de l'une d'elles, brusquement, sans cause appréciable, une réapparition de l'autre forme.

On a vu le *pneumocoque* modifier un peu sa morphologie,

quant à sa capsule et quant au mode d'association des éléments. On l'a vu pousser en chaînes d'autant plus longues, composées d'un nombre d'autant plus grand d'articles, qu'il avait été propagé plus longtemps dans les milieux de culture et particulièrement dans des milieux fortement alcalins (Kruse et Pansini); inversement, le passage dans l'organisme animal accentue la tendance à se diviser plus tôt et à affecter la forme typique de diplocoque lancéolé. Ce microbe subit, quant à sa morphologie, certaines variations naturelles ; on a souvent noté de légères différences suivant les échantillons : tel spécimen pullule presque exclusivement sous forme de diplocoques, tel autre a une tendance à former des chaînes plus longues. Une variété, trouvée dans une méningite par Bonome, présentait cette particularité d'une manière assez accusée pour que l'auteur l'eût décrite sous le nom de « streptocoque de la méningite ».

Le *streptocoque* (de la suppuration ou de l'érysipèle) présente de notables différences suivant les échantillons, au point de vue du nombre des éléments qui composent les chaînes, de la longueur et des flexuosités de celles-ci. Le microbe décrit par Kurth sous le nom de « streptococcus conglomeratus » n'est très probablement qu'une variété de celui-ci, caractérisée par des chaînes particulièrement longues, sinueuses et pelotonnées. D'après MM. Arloing et Chantre, les variations de forme qu'ils ont observées dans leur streptocoque pyogène ont pu jusqu'à un certain point se propager héréditairement en culture, y compris la forme bacillaire ; mais ils n'ont pas pu réussir à fixer les formes exceptionnelles, elles ne tardaient pas à faire place aux formes normales.

Le *vibrion cholérique* (bacille en virgule de Koch) se fait remarquer par une certaine diversité dans ses caractères morphologiques, suivant les échantillons. Le premier, Cunningham a noté de légères différences dans les microbes courbes fournis par les cholériques ; il avait pensé trouver dans ce fait une objection contre la signification attribuée par Koch à son microbe. Depuis lors, on a eu très souvent l'occasion d'observer que les vibrions cholériques, provenant de diverses épidémies ou tirés de diverses eaux impures, ne présentaient que rarement un ensemble de caractères complètement semblable. Pour ne parler ici que de ce qui concerne les caractères morphologiques, c'est toujours un bâtonnet courbe, mais qui, suivant les échantillons, varie légèrement dans son épaisseur, dans sa longueur, dans son degré de courbure ; il varie aussi quant au nombre de ses cils, tels échantillons s'étant présentés munis de quatre cils, tels autres avec un seul, tel autre même (Nicolle et Morax) ayant été décrit comme dépourvu de cils.

Le *bacillus coli* et le *bacille d'Eberth*, dont j'ai signalé plus haut les variations momentanées déterminées par les conditions actuelles de milieu, peuvent être aussi présentés comme exemples de variations acquises. Nous avons observé, G. Roux et moi, que le bac. coli qui a été propagé quelque temps dans le laboratoire et a été soumis par là à diverses conditions altérantes, modifie notablement ses propriétés végétatives : quoique nous le placions dans d'excellentes conditions de culture, où primitivement il se multipliait sous la forme de bâtonnets courts et à peu près uniformes, nous le voyons souvent alors pulluler en éléments de forme inégale et variée. Dans la même culture, certains éléments sont presque aussi courts que des coccus, d'autres nettement bacillaires, cinq ou six fois plus longs que larges, avec toutes les longueurs intermédiaires ; l'épaisseur aussi est inégale, et beaucoup d'éléments se montrent bien plus minces que les mêmes bacilles dans leur état primitif. Le changement de caractères porte aussi sur la structure et la colorabilité :

quelques éléments se teignent d'une façon uniforme, d'autres
dans certaines parties seulement de leur longueur, d'autres
restent entièrement pâles ou tout à fait incolores. Il porte
aussi sur la mobilité : les éléments du bacille dans son état
initial étaient d'une mobilité assez faible et égale pour tous ;
maintenant, à côté d'éléments à mouvements restreints, s'en
voient d'autres (en général les plus fins et les moins aptes à
fixer la couleur) doués d'oscillations très vives. Un bac.
coli retiré d'une fosse d'aisances par M. Vallet se présentait
avec des caractères morphologiques un peu spéciaux ; dès
les premières générations de cultures, les éléments étaient de
longueur moins uniforme, plus fins, moins homogènes, plus
mobiles que n'est habituellement le microbe pris dans
l'intestin. Nous avons vu une fois ce bacille, après un passage dans l'organisme du cobaye, se cultiver en éléments
très longs, filamenteux (quoique à température eugénésique),
et très mobiles, puis perdre graduellement, dans la série des
cultures, ce caractère exceptionnel. D'ailleurs, le bac. coli
retiré de l'intestin humain ou d'une lésion provoquée par
lui n'est pas toujours, tant s'en faut, absolument identique :
on observe, d'un cas à l'autre, de légères différences quant
à la longueur, l'épaisseur, la mobilité des bâtonnets et l'uniformité des éléments d'une même culture. Il y a aussi des
variations dans les cils vibratils. Récemment, on croyait que
ce microbe n'avait pas de cils : on sait maintenant qu'il en
possède, et des nombreuses recherches qui ont déjà porté
sur ce point il ressort que, suivant les spécimens de bac.
coli que l'on recueille, on observe des différences marquées
dans le nombre et la longueur de ces organes.

Si l'opinion que nous défendons, G. Roux et moi, est
exacte, le bacille d'Eberth ne serait lui-même pas autre
chose que le résultat d'une variation naturelle du bac. coli
réalisée par l'organisme humain. Si l'on compare les carac-

tères de forme du bacille retiré de la rate d'un typhique (bacille d'Eberth) et du bac. coli retiré d'un intestin sain, en général on observe dans les premières cultures une différence notable, les éléments du premier étant plus variés de longueur, en moyenne plus longs, un peu plus fins, moins colorables et plus mobiles. Mais ce sont là les cas extrêmes, et les variations, naturelles ou expérimentales, de l'un et de l'autre bacille effacent leur distinction au point de vue morphologique. La rate des typhiques ne donne pas toujours des bacilles absolument identiques, et, suivant les cas, on observe une certaine diversité morphologique. Ces variations naturelles du bacille d'Eberth, et surtout les variations naturelles, plus accentuées du bac. coli, se font en tel sens, qu'en présence d'une culture d'un bacille, cependant fraîchement retiré de l'organisme, il peut être tout à fait impossible de décider d'après la forme, même pour un œil très exercé, s'il s'agit du bacille d'Eberth ou du bac. coli. C'est mieux encore, si l'on considère les variations artificielles et expérimentales de ces deux microbes; et il suffit de remarquer les changements morphologiques très accentués dont est susceptible le bac. coli, soit ceux qui portent sur les caractères du moment, soit ceux qui sont acquis et héréditaires, pour voir que ce microbe diffère de lui-même sous ses divers états, bien plus qu'il ne diffère du bacille d'Eberth. Il faut surtout remarquer que la morphologie des cultures du bac. coli qui a subi par la propagation et le vieillissement dans le laboratoire une variation permanente s'identifie tout à fait avec celle du bacille d'Eberth le plus typique et le plus caractérisé, en tout ce qui concerne la longueur, l'épaisseur, la mobilité, la colorabilité des éléments. On a cru trouver, il est vrai, une distinction absolue entre ces deux types microbiens dans les cils vibratils. On a dit d'abord que le bacille d'Eberth possédait plusieurs cils

et que le bac. coli en était dépourvu ; puis on a reconnu que
ce dernier lui-même en était muni, et la distinction s'est
réduite à une différence dans le nombre de ces organes, le
bacille d'Eberth en possédant, dit-on, davantage. C'est une
question à l'étude : il est encore permis de se demander, puisqu'il y a si peu de temps qu'ils passaient inaperçus, si, lorsqu'on ne voit qu'un très petit nombre de cils, cela ne tient
pas à ce qu'ils sont difficilement colorables ou fragiles. Mais,
même en admettant que la différence soit bien réelle, elle
n'est pas constante : on a vu plus haut que, suivant les échantillons de bac. coli, on observait des différences très notables.
MM. Remy et Sugg, auxquels on doit pour le moment le
meilleur travail sur ce sujet, ont trouvé que le bac. coli
possédait en général des cils plus longs et moins nombreux,
mais que chez certains échantillons cependant ils étaient
aussi nombreux et aussi longs que ceux du bacille d'Eberth.
Même si les deux types microbiens se distinguaient par une
différence constante dans le nombre des cils, il ne serait
guère légitime de fonder sur elle une séparation en deux
espèces ; M. G. Roux est d'avis qu'« aucun naturaliste n'y
consentira. » D'ailleurs, dans le cas particulier, pour chacun
des deux microbes en question, le nombre des cils varie un
peu suivant les individus d'une même culture ; et on commence à trouver (donnée qui ne tardera pas, j'en suis convaincu, à être mise hors de doute) qu'on peut expérimentalement, en faisant varier les conditions de culture, imprimer
à un même échantillon des variations dans le nombre de ses
cils. A défaut de variations expérimentales, on a tout au moins
les variations naturelles ; et il suffit d'avoir constaté des différences suivant les spécimens de bac. coli, pour que ce caractère perde toute valeur comme base de distinction radicale
en deux espèces. Je conclus que le bac. coli est susceptible
de variations dans sa morphologie, les unes expérimentales,

les autres naturelles, celles-ci très répandues ; le bacille d'Eberth représente un de ces états de variations, qui, entre autres particularités, se caractérise par sa grande mobilité et le grand nombre de ses cils.

III

Parmi les détails signalés dans les paragraphes qui précèdent, il est un phénomène que je veux ici mettre à part, parce qu'il me paraît digne d'une attention particulière et même d'une dénomination spéciale, c'est que souvent les éléments microbiens d'une *même culture* sont loin d'être semblables les uns aux autres.

J'ai dit que dans une culture de *bac. anthr.* le plus normal, il y avait une grande diversité dans la longueur des éléments ; et j'ai signalé la variété de formes, parfois très accentuée, que l'on remarque dans certaines cultures du même microbe modifié par des conditions antérieures de milieu.

Dans les cultures du *vibrion butyrique* on voit fréquemment, à côté des individus à forme normale, cylindrique, quelques éléments qui affectent la forme de *clostridium* (partie moyenne renflée). Le même phénomène (mélange de formes clostridium et de bacilles) s'observe dans certaines conditions pour le *bacterium Chauvæi*.

Le *bac. coli* ou le *bacille d'Eberth*, cultivés à température dysgénésique, présentent une diversité de formes élémentaires très remarquable. Même à température eugénésique, ce phénomène est assez marqué habituellement pour le bacille d'Eberth ; et c'est aussi un des caractères les plus frappants de certaines cultures de bac. coli modifié. J'ai insisté plus haut sur ces faits, qui font de ces microbes un

des meilleurs exemples du phénomène dont je m'occupe
en ce moment.

Plusieurs microbes se font remarquer précisément par la
variété de la forme des divers éléments d'une même culture ;
cette particularité les a fait décrire sous le nom de *proteus*.
Dans les cultures de *proteus vulgaris,* de *proteus mira-
bilis*, etc., on voit un mélange de bâtonnets de longueur
très variée depuis des éléments très courts qu'on a pu
dénommer coccus jusqu'à des filaments. Certains observateurs ont voulu voir dans cette diversité de formes un caractère de genre (le genre *proteus*) ; à ce compte, j'estime que
le bac. coli pourrait en faire partie, car dans certaines conditions, ses cultures montrent cette particularité à un haut
degré.

IV

Après avoir fait l'analyse des faits qui se rapportent aux
variations dans la morphologie, il importe de jeter sur eux
un coup d'œil synthétique, et de voir quelles sont les données
générales qui ressortent de cet examen des faits particuliers.

La forme élémentaire d'un microbe n'est pas absolument
invariable, et les variations dont elle est susceptible peuvent, à mon sens, se distinguer en plusieurs catégories très
générales.

Ce sont, en premier lieu, des changements de forme
commandés par les conditions *actuelles* du milieu : en présence d'une composition chimique particulière du milieu de
culture, ou d'une certaine température, on voit un microbe
végéter d'une manière particulière ; mais le changement
n'est que momentané, il cesse dès qu'est écartée la condition
modificatrice.

En second lieu, ce sont des changements de forme qui, eux aussi, résultent d'influences de milieu, mais leur survivent. Un microbe a été soumis à une condition modificatrice (chaleur, lumière, antiseptique, etc.) ; celle-ci cesse d'agir, mais le microbe en garde une empreinte, sous la forme d'une variation acquise, durable, héréditaire, dans son mode de végétation ou de reproduction. Qu'on cultive alors comparativement ce microbe modifié et le même pris avant l'influence modificatrice, on voit que le premier, quoique placé alors exactement dans les mêmes conditions que l'autre, continue à se propager avec des caractères un peu spéciaux. Le caractère morphologique dépend ici, non des conditions présentes ou actuelles du milieu, mais de conditions antérieures et ayant cessé d'agir. Ce n'est pas à dire que la variation soit alors définitive. S'il y a survivance de la modification à la condition modificatrice, cela ne signifie pas qu'il ne puisse y avoir un retour, rapide ou lent, à la forme initiale. C'est ainsi que M. Winogradsky, dans ses tentatives pour fixer des formes spéciales de son ferment nitreux, note expressément une tendance très marquée au retour à la forme initiale ; c'est ainsi encore que MM. Arloing et Chantre, après avoir fait dévier le streptocoque pyogène de sa morphologie normale, l'ont vu tendre activement à reprendre sa forme caractéristique.

Il me paraît important de distinguer ces deux catégories de faits. Dans le second cas, il s'agit en effet de modifications plus profondes et plus intimes. Il est vrai qu'en histoire naturelle générale on n'a guère coutume de faire une telle distinction. Le naturaliste ne fait pas même, dans son domaine, une distinction radicale entre une variation qui porte sur un seul individu et une variation qui se propage dans une lignée de générations. A plus forte raison s'inquiète-t-il peu de savoir si la condition modificatrice est actuelle ou a cessé d'intervenir. Mais je me demande si le microbiologiste ne peut pas se donner une certaine indépendance dans l'interprétation des phénomènes et la qualification des faits. Jusqu'à quel point un *individu* microbien est-il comparable à un individu chez les êtres pluricellulaires ? et par suite le mot « forme » a-t-il le même sens dans les deux cas? En microbiologie, la forme représente le plus souvent les caractères visibles d'un élément isolé ; en histoire naturelle générale, la forme est le résultat du mode de groupement d'éléments plus ou moins nombreux. Une variation de forme d'un élément séparé est-elle bien comparable à une variation de forme d'un assemblage d'éléments où il y a une série de générations de cellules[1]?

Les deux catégories de faits qui viennent d'être définies ne sont vraiment pas équivalentes. Dans un cas, la modification porte sur les aptitudes mêmes du microbe dans l'ordre végétatif ou évolutif; dans l'autre cas, le caractère du moment ou le *facies* est modifié sans doute, mais peut-on dire qu'il y ait une modification intime ? Il y a, si l'on veut, variation dans les deux cas, mais d'une part variation de caractère extérieur, et d'autre part variation dans l'aptitude ou la propriété évolutive. La distinction n'est pas subtile, attendu qu'à un point de vue élevé et général, tel que celui du transformisme, la signification de ces deux ordres de faits ne peut pas être la même. En présence d'une modification de forme

---

[1] D'autre part, nous sommes avec les microbes dans un domaine tout nouveau, qui se distingue essentiellement du domaine jusqu'ici scruté par l'histoire naturelle générale par une grande simplicité relative. Les lois, les appellations admises en histoire naturelle sont jusqu'ici fondées sur des phénomènes extrêmement complexes. Ici nous sommes en présence de faits plus simples et se prêtant mieux à l'analyse. Est-il juste de ne les étudier qu'à la lumière incertaine des premières ? Est-il logique d'éclairer le simple par le compliqué ? Ne le serait-il pas davantage de suivre une marche inverse ?

qui survit à la condition de milieu qui l'a déterminée, et se maintient héréditairement de manière que le type modifié et le type non modifié, placés dans des conditions identiques, ne se comportent plus tout à fait de même, l'espèce elle-même est en cause, il y a lieu de poser la question d'une transformation spécifique ; et on a pu même, en exagérant hâtivement l'importance d'un tel phénomène, mettre en doute l'existence même des espèces dans le monde des microbes. En est-il de même lorsqu'il s'agit simplement d'un changement de forme, quelque accentué qu'il soit, en rapport étroit avec le changement de milieu ? Ici, l'espèce n'est plus en cause comme dans le cas précédent ; la disparition brusque du caractère spécial, lorsqu'est écartée la condition spéciale de milieu, le retour immédiat à la forme normale dans un milieu normal, loin de mettre l'espèce en question, en affirment la fixité.

Désirant consacrer par la terminologie cette distinction des deux groupes de faits, j'applique à ceux de la première catégorie l'expression un peu indécise de *poly* ou *pléomorphisme* [1],

---

[1] Le mot *polymorphisme* avait primitivement un autre sens. Il servait à désigner la succession de formes plus ou moins différentes dans l'évolution naturelle et normale d'une espèce. Mais, en microbiologie, cette expression n'a pas conservé cette étroite signification. Certains auteurs ont pu désigner par elle la prétendue succession régulière de formes très différentes ; mais peu à peu elle est arrivée, par suite d'un usage qui pourrait être taxé d'abus de mot, à désigner au contraire des variations de forme qui résultent d'influences de milieux et ne représentent pas une évolution régulière et normale. Ou, pour mieux dire, après avoir eu un sens étroit et précis, les mots *poly* ou *pléomorphisme* ont acquis une signification large et vague, comme si l'on pouvait les appliquer à toute inconstance dans la forme, quelles qu'en soient la cause et la nature. Il est si vrai que ce mot n'est pas suffisamment défini, que tel auteur affirme le pléomorphisme des bactéries, tandis que tel autre dit textuellement que « jusqu'à présent il n'a été constaté aucun fait de pléomorphisme parmi les bactéries. » (Winogradsky). Un tel désaccord est une preuve évidente que le mot n'est pas pris exacte-

les autres méritant le nom de *variations* proprements
dites [1].

On constate, dans l'analyse des variations morphologiques, un troisième phénomène général, c'est la coexistence,
dans une même culture, d'un même microbe, de formes élémentaires variées : la semence d'où provient la culture paraît
uniforme, et peut l'être réellement, les éléments pullulent en
présence de conditions en apparence identiques, et cependant
ils ne sont pas tous morphologiquement semblables. Faut-il
penser que ce phénomène se confond avec l'un des précédents? faut-il dire qu'il s'agit de lignées multiples, qui, malgré l'uniformité apparente de la semence, présentent des
variations morphologiques héréditaires et se propagent côte
à côte dans la même culture avec leurs caractères spéciaux?
ou bien peut-on supposer qu'il s'agit d'influences actuelles de
milieu s'exerçant plus ou moins, on ne sait d'ailleurs pourquoi, sur les divers individus? Ne peut-on pas invoquer
aussi les âges multiples des éléments microbiens qui déter-
mineraient, soit directement une diversité de formes, soit

---

ment dans la même acception. Dans ces conditions, il m'est permis de
l'appliquer à l'un des phénomènes qui sont indistinctement désignés
par lui.

[1] Dira-t-on que, dans le cas de changement morphologique en rapport avec les conditions présentes et actuelles du milieu (ce que j'appelle le polymorphisme), il y a réellement variations de propriété évolutive, et que la différence entre ce cas et l'autre consiste seulement
en ce que la variation ici n'est pas héréditaire? Il faudrait dire alors
que les variations morphologiques sont héréditaires dans un cas, individuelles dans l'autre. Cette terminologie rendrait bien compte des
phénomènes ; mais j'estime qu'elle n'accentue pas assez la différence
entre les deux sortes de variations, superficielles et extérieures dans
un cas, intimes et profondes dans l'autre. D'ailleurs, cette autre manière de désigner et de comprendre les faits laisse valables les réflexions
ci-dessus concernant leur signification inégale au point de vue de
l'existence des espèces et de leur fixité.

une sensibilité différente aux influences modificatrices du milieu ? Dans cette incertitude, et plutôt que de risquer une interprétation trop hypothétique de ce phénomène probablement complexe, je préfère le classer à part en le distinguant des précédents, et en le désignant par l'expression, qui le traduit simplement, de *diversité individuelle des formes*, ou, si l'on me permet un néologisme, par celle de *pluriformité*[1].

' Est-il possible, dans l'état actuel de la science, de formuler quelques aperçus généraux sur les conditions déterminantes, l'étendue, la fréquence, la signification de ces variations morphologiques ?

Considérons d'abord les variations commandées par les conditions actuelles du milieu, c'est-à-dire le phénomène auquel j'applique le mot « pléomorphisme ». C'est en présence de conditions nuisibles, ou dysgénésiques, qu'on a vu des microbes changer de forme d'une façon très marquée ; c'est en faisant intervenir, par exemple, la chaleur ou les substances antiseptiques, qu'on a réalisé les faits de polymorphisme les plus remarquables. La condition déterminante est l'intervention modérée d'une influence qui, un peu plus accentuée, s'opposerait à la pullulation ou même tuerait le microbe ; la forme qui en résulte peut être taxée d'absolument monstrueuse, ou mieux de morbide. Ce pléomorphisme monstrueux ou morbide est fréquent et étendu ; on peut s'attendre, en mettant en œuvre une condition dysgénésique ou altérante, à voir, en sa présence, un microbe prendre une forme vraiment très différente de son état normal. Mais, si l'on met ces faits à part, le pléomor-

---

[1] Ce mot, étymologiquement, a la même signification que « pléomorphisme ». Ce n'est pas une raison pour le repousser ; puisque le phénomène auquel je l'applique est précisément un de ceux pour lesquels on a employé cette dernière expression, devenue indécise,

phisme est rare, ou du moins très peu étendu. Les variations
de forme que l'on peut observer en dehors de l'intervention
de conditions grossièrement altérantes, si elles ne sont pas
rares, se réduisent au moins à peu de chose : c'est un bacille
dont les articles se séparent un peu plus tôt ou un peu plus
tard suivant le milieu, ce sont de légères différences dans
l'épaisseur ou la longueur des éléments ; mais on n'observe
pas, en l'absence de conditions absolument dysgénésiques,
de ces transformations de coccus en bacilles ou en spirilles,
ou inversement, qui, d'après des idées assez répandues,
seraient fréquentes et faciles. Donc, si d'une part le
polymorphisme monstrueux ou morbide est étendu, celui
qui est indépendant de conditions grossièrement nuisibles
est très limité. On n'a guère coutume d'établir cette distinction. Mais ces remarques sont au moins justifiées par la
nécessité de faire ressortir la nature des conditions qui sont
capables de déterminer les variations momentanées les plus
marquées dans la morphologie. A mon sens, elles ont une
autre valeur, c'est que le caractère grossièrement morbide
d'une variation de forme me paraît en diminuer beaucoup
la valeur. A l'appui de cette thèse, plutôt que de donner des
arguments personnels, je transcrirai, pour corroborer mon
opinion par celle d'un microbiologiste d'une haute valeur,
ce qu'a dit Winogradsky (Sur le pléomorphisme des bactéries, *Annales de l'Institut Pasteur*, 1889) : « La nature
morphologique de l'espèce ne peut se manifester que dans
des conditions favorables à son existence ; dans de mauvaises conditions, sous des influences délétères, s'il n'y a pas
arrêt de végétation ou formation d'organes de conservation,
il y a végétation pénible, accompagnée de phénomènes morbides, pathologiques, qu'on ne met généralement pas sur le
même rang que les phénomènes normaux, et dont l'apparition ne fait pas qualifier de variables les espèces qui les

subissent. Il me semble que c'est oublier ces principes que d'interpréter dans le sens d'une variabilité les modifications de développement observées dans les milieux antiseptiques, sans qualifier en même temps ces modifications d'anormales. »

En ce qui concerne cette première catégorie de variations morphologiques, en rapport avec les conditions présentes et actuelles du milieu, le pléomorphisme est donc réel, mais a été beaucoup exagéré par Zopf. On ne voit pas, en dehors de l'intervention de conditions grossièrement altérantes et véritablement destructives, un microbe présenter de ces variations de forme qu'admettait la thèse primitive de ce naturaliste. Le polymorphisme excessif de Zopf a eu pour fondement, en partie, des erreurs d'observation. Un des faits les plus remarquables relevés par l'auteur à l'appui de sa thèse était relatif aux sulfobactéries; or, Winogradsky, par de patientes et rigoureuses recherches, a démontré que ce que Zopf avait pris pour une seule espèce susceptible de formes très différentes représentait en réalité des espèces multiples dont chacune n'a qu'une morphologie très simple. M. Arloing, dans son ouvrage sur les virus, n'admet pas un polymorphisme aussi étendu que celui qu'avait enseigné Zopf : « Beaucoup d'observateurs scrupuleux et consciencieux, dit-il, ont cherché vainement à vérifier les assertions de Zopf. Ce n'est pas à dire que la forme soit absolument invariable dans les bactéries; l'âge et le milieu exercent sur la morphologie de ces êtres une influence limitée. » D'ailleurs Zopf lui-même a introduit dans sa classification des bactéries des modifications importantes, qui traduisent un recul marqué de la doctrine du polymorphisme. Sans doute la doctrine de Cohn avait exagéré la fixité et la constance des formes microbiennes; cependant je ne crois pas qu'on puisse dire que les faits donnent raison plutôt à Zopf qu'à lui. La thèse fondamentale de Cohn consistait à dire que chaque espèce est caractérisée par une évolution morphologique simple, et non par une succession de formes diverses. Or, d'une part, si on propage une espèce microbienne dans un milieu toujours le même, elle pullule avec une forme absolument constante, sans polymorphisme ; d'autre part, si on fait varier le milieu, elle peut présenter des variations de forme, mais celles-ci ne sont vraiment accentuées que si l'on met en œuvre des influences grossièrement altérantes et de nature destructrice. Je conclus que, si Cohn a exagéré la fixité, Zopf a exagéré le polymorphisme [1], que la vérité sur les variations de forme en rapport avec les conditions actuelles du milieu se trouve entre ces deux thèses extrêmes ; et j'ose dire que c'est celle de Cohn qui s'en rapproche le plus.

Considérons maintenant les variations de forme qui sont indépendantes des conditions présentes ou actuelles du milieu, en d'autres termes ce que j'ai appelé les variations morphologiques proprement dites, ou, si l'on préfère l'autre interprétation, les variations acquises ou héréditaires. Ici encore, il faut signaler les conditions dysgénésiques comme les plus capables de déterminer ces variations. C'est en faisant intervenir, d'une manière prolongée, une influence délétère (température dysgénésique, bouillon altéré chimiquement par les produits mêmes de la culture, etc.), que l'on a des chances d'imprimer à un microbe les variations héréditaires de forme les plus marquées. Est-ce à dire que ce phénomène exige nécessairement l'intervention d'une condition dysgénésique ? je n'oserais le soutenir, parce que la

---

[1] Je laisse complètement de côté la doctrine polymorphiste de Hallier, d'après laquelle les bactéries représenteraient des stades d'évolution de champignons inférieurs. Basée sur des erreurs grossières d'observation, elle n'est plus digne d'un sérieux examen.

nature (milieux organiques ou milieux inanimés) nous livre une même espèce microbienne sous des types multiples [1] dont le déterminisme le plus souvent nous échappe, et que l'ignorance des conditions déterminantes de ces *variations naturelles* impose une réserve dans la discussion du mécanisme général des variations. Mais, ce que l'on peut dire, c'est qu'en dehors de l'intervention de conditions dysgénésiques les variations morphologiques sont très peu étendues. Il est très digne de remarque que les variations que j'envisage ici (proprement dites ou héréditaires) sont plus restreintes, d'une manière générale, que les changements de forme en rapport avec les conditions présentes ou actuelles du milieu, même si l'on envisage les résultats des influences dysgénésiques. Faites agir sur un microbe une condition délétère : vous pourrez le voir prendre, en présence même de cette condition de milieu, une forme nouvelle et absolument anormale ; mais vous ne le verrez pas ensuite, dans les générations ultérieures faites dans des conditions eugénésiques, conserver une déviation aussi marquée de son type morphologique normal. A plus forte raison, les variations proprement dites obtenues en dehors de l'intervention de conditions grossièrement altérantes sont-elles extrêmement limitées.

Le degré de variabilité est d'ailleurs un peu différent suivant les groupes de microbes que l'on considère. On peut dire que les variations des types bacillaires sont les plus considérables, ou du moins elles sont plus frappantes. C'est surtout avec les coccus qu'elles sont très limitées. On pourra imprimer à un coccus de légères variations dans la grosseur de ses éléments, ou dans leur mode de groupement : jamais

---

[1] Je suppose ici résolue, par anticipation, la thèse que je discuterai plus loin, à savoir qu'il n'y a pas autant d'espèces que de types microbiens naturels, et que la même espèce existe dans la nature à l'état de races multiples.

pour le moment, partant d'un vrai coccus, on n'a pu faire
un bacille [1]; bien mieux, on ne transforme pas un streptococcus en staphylococcus. Pour les bacilles eux-mêmes, la
variabilité est plus restreinte qu'on ne le dit parfois : on voit
un bacille varier un peu dans la longueur ou dans l'épaisseur de ses éléments, ou dans la promptitude de sa segmen-
tation; mais jamais, partant d'un bacille, on n'arrive à réaliser un coccus [2].

Les variations morphologiques proprement dites (ou, si
l'on veut, héréditaires) sont donc réelles, mais très limitées :
elles ne sont un peu marquées que par l'intervention de conditions vraiment délétères, et elles ont alors la signification
d'états dégénérés ou morbides; en dehors de ces conditions,
elles sont extrêmement limitées. D'une manière générale,
ces variations sont moins accentuées que les changements de
forme qui se produisent par l'influence actuelle des conditions modificatrices.

En résumé, la variabilité morphologique est loin d'être
indéfinie : l'hypothèse de la variabilité indéfinie, formulée
par Nægeli, est démontrée erronée.

Il faut dire aussi quelques mots sur le déterminisme et la
fréquence de la diversité individuelle des formes. Si l'on

---

[1] Ceci était écrit lorsque MM. Arloing et Chantre ont annoncé que
le streptocoque pyogène pouvait, dans certaines conditions, prendre
la forme bacillaire. Remarquons qu'il s'agit, non d'un coccus proprement dit, mais d'un streptococcus; et remarquons aussi que la forme
anormale bacillaire est très contingente et présente une grande tendance à faire retour à la forme normale.

[2] Car il ne faut pas considérer comme tel les cellules arrondies que
l'on peut observer, par exemple dans certaines cultures dégénérées de
bac. anthr., entremêlées à des éléments bacillaires, et différant beaucoup des coccus; il ne faut pas non plus leur assimiler les formes très
raccourcies que l'on peut parfois voir prendre à certains bacilles, et
qu'un examen attentif différencie nettement des coccus.

compare les divers éléments d'une même culture, il est de règle de constater de légères différences dans la longueur ou l'épaisseur des éléments, ou, s'il s'agit de microbes formant des groupes, dans la forme ou la grandeur de ces groupes. Considéré à ce degré très restreint, c'est un phénomène qui ne mériterait pas d'être signalé ; qu'il me suffise, sans en discuter le mécanisme, de le comparer à la légère diversité individuelle qui est la règle pour toutes les espèces végétales ou animales. Mais on a vu que certaines espèces microbiennes pouvaient présenter une diversité individuelle vraiment très marquée : c'est le cas pour certaines cultures de bac. coli ou de bacille d'Eberth, et pour les microbes que l'on a désignés sous le nom de *proteus* ; à un degré aussi marqué, c'est un phénomène rare [1]. Ici encore, je crois qu'il faut attribuer un certain rôle aux influences dysgénésiques ; je fonde cette opinion sur ce qui se passe pour le bac. coli qui, tel que le fournit l'organisme, et placé dans de bonnes conditions, donne généralement des cultures à morphologie uniforme, dont la forme devient au contraire assez variée lorsqu'il a souffert dans une série de cultures, et dont la diversité individuelle devient surtout très grande lorsqu'il pullule en présence même d'une condition nuisible (température dysgénésique). Il ne m'est pas permis d'être très affirmatif pour une généralisation ; mais je soupçonne que les variations morphologiques de ce troisième mode reconnaissent aussi pour principal facteur, lorsqu'elles sont très marquées, des conditions d'ordre destructif, et par conséquent représentent elles aussi un état dégénéré ou morbide, soit que, par suite de variations héréditaires, des lignées multiples, à

---

[1] Je ne parle pas de ces formes anormales qui apparaissent dans les cultures par suite de la vétusté des éléments, et qu'on a qualifiées de formes d'involution.

aptitudes évolutives différentes, se propagent côte à côte dans
les cultures, soit que les divers éléments d'une même culture
se montrent inégalement sensibles aux influences perturba-
trices, et subissent d'une manière inégale des modifications
individuelles de la part des conditions actuelles du milieu.

Quelle conclusion faut-il tirer de la variabilité de la forme
relativement à la signification de la morphologie comme
caractère d'espèce ? Il est clair que les variations de divers
modes que peut subir une espèce entraînent, pour la détermination pratique, le diagnostic si l'on veut, d'une espèce, une
grande difficulté ; et même pour la définition théorique d'une
espèce, elles amoindrissent la valeur des caractères tirés de
la forme et de l'évolution. Mais faut-il aller jusqu'à dire qu'en
raison de leur variabilité les caractères morphologiques n'ont
aucune valeur aussi bien pour la définition que pour le diagnostic des espèces ? J'estime que ce serait aller beaucoup
trop loin ; et que la valeur de la morphologie dans le domaine
des microbes est généralement un peu trop dépréciée. Je
viens de développer cette thèse que les variations de la forme
sont limitées : certaines espèces ont une forme très fixe ; et,
quant à celles qui se montrent le plus susceptibles de variations, on voit que celles-ci ne sont très étendues qu'à la condition de prendre la signification d'un état tout à fait anormal,
et qu'en somme la forme ne varie pas avec autant de facilité
qu'on se plaît souvent à le dire. J'ajoute qu'on n'est pas
autorisé à dire qu'une espèce peut par ses variations s'identifier à une autre : ce qu'il faut considérer, ce n'est pas une
forme possible, c'est l'ensemble des formes ; eh bien, il
n'y a pas identité entre l'ensemble des formes d'une espèce
et celles d'une autre, au moins si l'on prend en considération
le déterminisme de chacune des formes possibles. Il est vrai
que cette question concernant la valeur de la morphologie
comme caractère d'espèce ne reçoit pas ainsi une réponse

suffisante; il faudrait, pour l'approfondir, distinguer entre le point de vue théorique et le point de vue pratique; et surtout considérer la question en présence de l'état actuel imparfait de la science, et dans l'hypothèse d'une science faite. Il y a avantage à n'entrer dans une discussion complète à ce sujet que dans la partie synthétique de cette étude, où l'on pourra mettre la forme en parallèle avec les autres caractères.

C'est également à la fin de cette étude, et comme conclusion dernière, que se trouvera le mieux placée la critique de cette autre question d'ordre général qui a pu être posée, et diversement résolue, au sujet des variations morphologiques : y a-t-il lieu de voir dans certaines de ces variations des exemples de transformations ou mutations spécifiques ? La réponse, je le dis par avance, sera négative; mais il convient de ne faire cette discussion qu'une fois pour toutes, après avoir passé en revue les divers ordres de caractères.

CHAPITRE II

VARIATIONS DANS LES QUALITÉS PHYSIQUES DES CULTURES

Koch avait fondé de grandes espérances sur les caractères macroscopiques des cultures faites sur des milieux solides, pour la détermination, pratique tout au moins, des espèces microbiennes ; et, sous son impulsion, la considération de ces caractères a pris une grande place en bactériologie. On a pensé trouver des indications précieuses dans la forme, l'épaisseur, l'étendue de la végétation que forment les microbes sur les divers milieux de culture (gélatine nutritive, gelée d'agar-agar, pommes de terre, etc.), dans la couleur de ces colonies et même les détails de leur contexture. Les milieux liquides donnent d'ailleurs, eux aussi, aux cultures des qualités physiques diverses que l'on invoque pour la distinction des espèces.

Ces caractères sont-ils plus fixes que la forme individuelle ? Peut-on réellement compter sur eux plus que sur les caractères morphologiques proprement dits, pour définir les espèces et surtout pour les reconnaître en pratique ?

Parmi les caractères macroscopiques des cultures, il en est

deux qui se rattachent intimement aux fonctions chimiques :
c'est la coloration que prennent les végétations ou qu'elles
donnent aux milieux de culture ; c'est aussi la manière d'être
à l'égard de la gélatine, suivant que celle-ci est liquéfiée ou
reste solide, et suivant l'intensité et le mode de la liquéfaction. Il sera néanmoins fait dans ce chapitre des allusions à
ces caractères, parce qu'ils s'apprécient directement par la
simple inspection, et que, dans les descriptions, ce qui les
concerne est noté ordinairement en même temps que les
autres caractères macroscopiques. Mais les faits principaux
qui se rapportent à leurs variations, notamment à celles du
pouvoir chromogène, seront ajournés au chapitre consacré
aux fonctions chimiques, auxquelles il est tout à fait juste de
les rattacher dans la classification générale des phénomènes.

I

Les qualités physiques des végétations fournies par un
même microbe varient, quelquefois d'une manière très
marquée, suivant les conditions en présence desquelles il est
cultivé.

Il est d'observation très commune que l'aspect macroscopique d'une culture en milieu liquide varie, pour une
même espèce microbienne, suivant des changements même
minimes dans la composition du milieu. C'est ainsi que
l'aspect floconneux bien connu des cultures liquides du *bac.
anthracis* se présente à des degrés très inégaux suivant le
liquide où on le cultive : dans un cas extrême, on a de gros
flocons flottant dans un milieu limpide, et inversement le
caractère floconneux peut faire presque entièrement défaut.

L'aspect des colonies sur milieux solides varie beaucoup
suivant la nature et la composition du subs tratum nutritif.

D'abord, il est un fait vraiment banal, c'est que, lorsqu'on fait végéter un même microbe sur des milieux solides différents, on obtient des modes de végétation très divers. C'est un fait tout à fait général, qui ne réclame même pas d'exemple, que la végétation fournie par un microbe sur la pomme de terre peut ne ressembler en rien à celle qu'il donne sur la gélatine. Mais il n'est pas nécessaire, pour observer des variations dans les caractères des cultures, d'employer des milieux foncièrement différents. Il suffit de passer d'une pomme de terre à une autre; bien mieux, de remplacer une gelée nutritive par une autre qui sera cependant préparée suivant la même formule, pour voir varier notablement les qualités physiques de la culture d'un même microbe. La couleur elle-même peut varier, c'est relativement rare; mais, en ce qui concerne l'étendue, l'épaisseur, les détails de la surface ou de la structure, les végétations d'un même microbe subissent très communément des variations en rapport avec des différences inappréciables dans la composition du milieu de culture, et toutes choses étant égales pour les conditions extérieures.

Un exemple intéressant à signaler est celui du *vibrion cholérique*. Il est généralement reconnu aujourd'hui que l'aspect et les détails des colonies sur gélatine, que Koch avait minutieusement décrites, varient dans diverses conditions, notamment sous l'influence de légères différences dans la composition de la gélatine, et aussi suivant la température à laquelle se fait la culture. Koch lui-même a dû reconnaître ces variations.

Avec le *bacillus coli* nous avons un des plus remarquables exemples des faits de ce genre. Semé sur la gélatine, il se cultive sous forme d'une couche mince, transparente souvent, et totalement incolore; cultivé sur pomme de terre, il produit une végétation qui, d'abord grise et mince, s'épaissit rapidement, sous forme d'une crème quelquefois abondante, et se colore en jaune, puis en jaune brun. Mais ce n'est rien encore : changez de gélatine, prenez deux gelées préparées à deux moments différents, suivant la même formule et la même technique, vous verrez que le même échantillon de bac. coli ne donnera pas sur toutes deux des végétations identiques. Sur l'une, elle restera mince et transparente, en s'étalant en surface; sur l'autre, elle sera plus limitée d'étendue, mais s'épaissira un peu, deviendra plus ou moins saillante, tout en restant tout à fait incolore. Le même phénomène s'observe, plus marqué encore, sur les pommes de terre. En semant le même échantillon du bac. coli sur diverses pommes de terre, vous pourrez avoir des résultats bien dissemblables : la culture restera relativement mince sur l'une et sera très épaisse sur une autre; étalée ici en surface, elle sera ailleurs saillante et limitée. La couleur elle-même variera, et tel échantillon de bac. coli qui donnera sur une pomme de terre une culture gris verdâtre purée de pois, prendra sur une autre une couleur jaune brun.

Les mêmes faits s'observent avec le *bacille d'Eberth*. Pour ne considérer que les variations qui se constatent sur des milieux de même nom, rien n'est plus commun que d'obtenir avec le même échantillon de ce microbe des végétations qui diffèrent par leur étendue, leur épaisseur, les détails de leurs bords ou de leur surface, suivant la gélatine que l'on emploie. Il en est de même des cultures sur pomme de terre; tel bacille d'Eberth qui ne donnera sur une pomme de terre que la couche mince, incolore, presque invisible, considérée comme caractéristique, produira sur une autre une végétation plus épaisse et plus ou moins colorée [1].

---

[1] Frænkel et Simmonds ont les premiers signalé ce fait, qui réduisait la valeur du caractère assigné par Gaffky. Buchner a particuliè-

Les faits les plus étudiés dans cet ordre d'idées concernent la pigmentation des cultures. Je ne veux pas m'étendre ici sur ce point, parce que ces faits ont leur place marquée au chapitre des fonctions chimiques. En ce qui concerne les qualités physiques proprement dites, c'est-à-dire abstraction faite de ce pouvoir chromogène, abstraction faite aussi de la propriété liquéfiante à l'égard de la gélatine, il n'y a pas lieu de donner de nouveaux exemples; car c'est un phénomène très commun, on peut dire banal, que les variations de ces caractères en rapport avec des changements même légers dans les milieux où se fait la culture.

II

A la suite de ces faits, il faut signaler un phénomène qui consiste en ce que, dans une même culture, sur un même morceau de pomme de terre par exemple, on peut voir la végétation d'un microbe affecter des caractères variés suivant les points du sol nourricier.

Ce fait s'observe très bien dans certaines cultures de *bacillus coli*. Il m'est arrivé maintes fois de constater dans des cultures de ce microbe sur pommes de terre des caractères mixtes, faisant penser tout d'abord qu'il s'agit de végétations impures; mais je n'ai maintenant aucun doute : on peut positivement voir le microbe produire sur l'une des faces du

---

rement insisté sur les variations du mode de culture en rapport avec la réaction (acide ou alcaline) de la pomme de terre. On ne compte plus les observateurs qui, depuis lors, ont insisté sur la contingence du critérium donné par Gaffky, en retrouvant des différences très accentuées suivant la race et l'âge du tubercule employé, et surtout suivant la réaction acide, alcaline ou neutre de ce terrain nutritif.

fragment de pomme de terre une crème épaisse et bien colorée, et à côté, sur une autre face, ou sur d'autres points de la même, une couche beaucoup plus mince, quelquefois d'une épaisseur inappréciable à l'œil, et de couleur très faible ou même nulle.

III

C'est peu que les qualités physiques de la culture d'un microbe varient lorsque varie le milieu. Il est bien plus important de chercher si l'étude des qualités physiques témoigne de changements acquis et plus ou moins durables dans les propriétés mêmes des microbes.

Rien n'est plus commun que les différences dans l'aspect macroscopique des cultures en milieux liquides suivant les échantillons d'un même microbe. C'est ainsi que le *bac. anthr.* produit un trouble plus ou moins floconneux. Le *pneumocoque* donne tantôt un trouble homogène sans dépôt, tantôt avec un dépôt plus ou moins facile à dissocier. La pellicule superficielle que le *bacille en virgule* du choléra forme dans les milieux liquides varie beaucoup suivant les spécimens.

Il est plus important de signaler la variabilité des caractères des colonies sur milieux solides, car ce sont eux qui ont surtout attiré l'attention.

L'un des microbes pour lesquels Koch a mis le plus de soin à décrire les caractères qu'affectent, en gélatine, soit la végétation en masse, soit les colonies nées d'un seul individu, c'est le vibrion du choléra indien *(bacille en virgule)*. Or ce type n'est pas fixe. M. Zæslein a étudié et comparé entre eux des échantillons de ce microbe de différente provenance, et qui avaient été soumis à des conditions diverses ;

les uns avaient été recueillis en divers lieux lors de l'épidémie européenne de 1885; d'autres provenaient de l'Inde, et avaient été conservés et propagés en cultures depuis plusieurs années; d'autres enfin avaient été apportés d'Asie récemment. Ces divers échantillons ne se sont pas montrés identiques : ils donnaient des cultures qui n'étaient pas toutes semblables entre elles, ni conformes au type décrit par Koch. Cunningham avait précédemment noté des différences entre divers échantillons recueillis chez des cholériques. Les nombreuses recherches sur ce microbe, qu'ont suscitées les épidémies des dernières années, ont confirmé ce résultat; il est prouvé que le vibrion cholérique le plus authentique se comporte, quant à l'aspect de ses colonies sur gélatine, d'une façon variable, non seulement suivant la composition du milieu et les conditions actuelles de la culture, mais encore suivant la provenance des échantillons. D'ailleurs, Koch lui-même a dû avouer que sa confiance en ce caractère avait beaucoup diminué. « Le polymorphisme des cultures du vibrion cholérique en gélatine est si grand, qu'aucun bactériologiste ne peut plus attacher une grande importance au mode de liquéfaction. » (Sanarelli).

Il est intéressant de rapprocher de ce fait le résultat des observations faites par Fritsch sur le vibrion de Finkler et Prior (*vibrio proteus*). Il a étudié les propriétés d'anciennes cultures de ce microbe. Isolant les individus microbiens par la méthode des plaques, il a vu que les éléments d'une même culture possédaient des propriétés dissemblables : quelques-uns donnaient en gélatine des colonies douées des caractères que l'on a assignés au vibrion de Finkler-Prior; d'autres, des colonies de types différents. Il y avait plusieurs variétés d'aspect dans ces colonies; et, chose remarquable, quelques-unes se rapprochaient par leurs caractères de celles que forme le vibrion cholérique de Koch, affaiblissant ainsi singulièrement l'importance de ce caractère différentiel entre les deux microbes [1].

Si, comme le soutiennent MM. Courmont et Dor, Cadiot, Gilbert et Roger, et comme l'enseigne M. Arloing, les *bacilles de la tuberculose* des oiseaux et de celle des mammifères ne sont pas deux espèces séparées, ce sont deux variétés qui se distinguent par de notables différences dans leurs caractères de cultures. Le bacille de la tuberculose aviaire donne sur milieux solides une végétation abondante et crêmeuse, assez humide; l'autre forme une couche sèche et ridée, plus réduite. Il y a également des différences notables dans leur manière de pulluler en milieux liquides.

Le *bac. coli* fournit un remarquable exemple de variations dans les caractères des cultures. Ce sont d'abord des variations que l'expérimentateur peut voir se produire sous ses yeux, et qu'il peut provoquer à volonté; j'ai contribué, avec mon collaborateur G. Roux, à faire connaître ces faits. Il est rare qu'un bac. coli que l'on propage en cultures dans le laboratoire conserve longtemps son type initial : il donnera, par exemple, sur pomme de terre, des végétations moins abondantes, moins épaisses, et surtout moins colorées ; au début de la série des cultures elles étaient brunes, elles resteront alors à peine un peu teintées de gris jaunâtre. En soumettant le microbe à une condition altérante (chauffage, divers corps chimiques, antiseptiques ou autres), nous pouvons modifier ses propriétés, et il nous arrive de le ren-

---

[1] N'y a-t-il pas là un fait de nature à faire aujourd'hui réfléchir sur la distinction radicale que l'on a établie entre ces deux microbes.

Ceci était écrit, lorsque M. Chantemesse annonça que le vibrion auquel était due une épidémie cholérique à Lisbonne se rapprochait beaucoup, par les caractères de ses cultures en gélatine, du vibrion de Finklel et Prior.

dre vraiment méconnaissable pour quiconque prétendrait
voir dans les qualités physiques des cultures des caractères
spécifiques : au lieu d'une crème épaisse, saillante, brune,
on a alors, sur pomme de terre, une couche plane, très
peu épaisse, faiblement ou même nullement colorée; on
peut même avoir une couche sans épaisseur visible, et totalement incolore, reconnaissable seulement comme une
humidité à la surface de la pomme de terre, type que l'on a
considéré comme caractéristique du bacille d'Eberth. Il
nous est arrivé de constater une telle variation, au maximum, d'une manière brusque, chez un bac. coli, sans que
nous ayons pu saisir la condition modificatrice : il possédait
d'abord les caractères absolument typiques du bac. coli le
plus normal ; brusquement, à un certain moment de la série
des cultures, il a cessé de se cultiver sous ce type, et il
nous a été impossible, dans la suite, d'avoir avec ce microbe
autre chose, sur pomme de terre, que des cultures extrêmement minces et sans aucune coloration, tout à fait identiques
à ce que l'on obtient avec le bacille d'Eberth. C'est aussi par
rapport aux caractères macroscopiques de ses cultures en
milieux liquides, que l'on voit le bac. coli varier sous l'influence des conditions modificatrices : par exemple, après
l'influence de la chaleur, il pullulera en trouble plus uniforme, et cessera de produire le léger voile qu'on lui voyait
auparavant former à la surface des bouillons.

Le même microbe présente, d'une manière tout aussi nette,
des variations naturelles. J'entends par là que les divers
échantillons de bac. coli, lorsqu'on les compare, ne se comportent pas toujours d'une manière absolument semblable :
l'un végètera sur pomme de terre en couche crémeuse un
peu sèche, l'autre en couche plus humide ; un échantillon
donnera une culture plus saillante, plus abondante qu'un
autre. Ils varieront quant à l'intensité de la coloration, et

même par la qualité de la couleur [1]. Fréquemment, il nous est arrivé de remarquer que le bac coli provenant de foyers inflammatoires, où il vivait en agent de suppuration, se comportait, pour les qualités physiques des cultures, autrement que ne le fait habituellement le microbe pris dans l'intestin : il donnait des cultures bien moins colorées, parfois presque incolores. C'est également une variété incolore que nous avons isolée d'une eau dans laquelle il devait être l'agent typhogène. M. Vincent a trouvé dans des eaux et dans des déjections de sujets sains des variétés de bac. coli qui se comportaient sur pomme de terre comme le bacille d'Eberth. MM. Wurtz et Herman on fait la même remarque pour des échantillons de bac. coli retirés de cadavres quelconques. C'est dans le même sens qu'il faut interpréter probablement un grand nombre d'observations faites à un moment où l'on ne cherchait pas avec assez de rigueur la différenciation du bacille d'Eberth et du bac. coli : mains types microbiens, trouvés dans des eaux, des déjections intestinales, des humeurs ou organes divers, et qui seraient désignés aujourd'hui comme variétés de bac. coli, ont été qualifiés de bacilles d'Eberth, pour la raison qu'ils se comportaient comme ces derniers sur la pomme de terre. On observe aussi des différences dans les caractères des cultures liquides du bac. coli suivant les échantillons : telle variété naturelle produira un voile assez marqué à la surface du bouillon, telle autre n'en formera pas ; avec un échantillon on n'aura pas ou presque pas de dépôt au fond de la culture, avec un autre un dépôt abondant et difficilement dissociable.

Le bacille retiré de la rate des typhiques *(bacille d'Eberth)* présente aussi quelques phénomènes de variations du même

---

[1] Toutefois la *qualité* de la couleur est plutôt influencée par la composition du milieu.

ordre. Suivant le malade qui l'a fourni, on le voit donner sur la gélatine des colonies plus ou moins épaisses, plus ou moins transparentes, plus ou moins sinueuses. Sur la pomme de terre elle-même, réactif classique, et qui a joui quelque temps d'une grande confiance pour reconnaître ce microbe, les végétations formées par les divers échantillons de bacille d'Eberth ne sont pas absolument semblables. M. Babès a particulièrement étudié les variétés que peuvent présenter les bacilles recueillis dans les organes des typhiques: ce sont bien des bacilles d'Eberth, ils ne s'écartent pas trop du type classique, pour les caractères que l'on a coutume d'interroger ; mais en observant la manière dont ils végètent sur la pomme de terre, dans des conditions spéciales, il trouve des nuances qui lui permettent de distinguer des variétés. On observe d'ailleurs fréquemment des écarts beaucoup plus sensibles du type classique: c'est, avec un échantillon, une couche vraiment très difficilement visible; c'est, avec un autre, une végétation d'une épaisseur sensible et un peu teintée de brun. Il faut citer particulièrement l'observation de Malvoz qui a vu un échantillon de bacille typhique, adressé par Gaffky lui-même, donner sur pomme de terre une végétation brunâtre. On a pu voir des bacilles d'Eberth se cultiver d'abord avec les caractères classiques, puis après une série de cultures, donner des végétations colorées.

Rapproché du bac. coli, le bacille d'Eberth n'est d'ailleurs, d'après la théorie que nous défendons, G. Roux et moi, qu'une variété qui, entre autres particularités, se fait remarquer par un mode de culture sur pomme de terre bien différent de la culture du type *coli* parfait. Cette différence est telle, qu'on y a vu d'abord un motif suffisant pour la distinction nette de deux espèces ; mais on a aujourd'hui si souvent vu l'un et l'autre, et surtout le bac. coli présenter à cet égard des variations étendues, qui établissent entre le type *coli*

le plus tranché et le type *Eberth* très caractérisé une
liaison complète par des transitions vraiment insensibles,
qu'on a renoncé à invoquer le mode de culture sur pomme
de terre contre la thèse de leur rapprochement. Le bacille
d'Eberth et le bac. coli, dans leur état typique, diffèrent aussi
l'un de l'autre quant aux caractères macroscopiques de leurs
cultures en milieux liquides. Celui-ci, après une première
phase caractérisée par un trouble léger et des reflets satinés,
produit dans le bouillon un trouble plus marqué, avec un
certain dépôt, parfois assez accentué, et un léger voile ou
mycoderme ; celui-là se borne à produire un trouble plus
léger, à reflets satinés très marqués, sans dépôt ni voile.
Une culture de bacille d'Eberth achevée ressemble singulièrement à une culture de bac. coli en voie de développement: l'état parfait de la culture du premier représente la
phase commençante de la culture du dernier. Mais, pour ce
caractère encore, la différence qui distingue un type de
l'autre n'est que l'exagération ou le degré maximum des
différences que l'on peut observer entre divers échantillons
de bac. coli.

On a fait tout récemment d'intéressantes observations sur
la variabilité du *bac. lactis aerogenes*, microbe que l'on
trouve aussi dans l'intestin, et qui pourrait bien être un
état de haute vitalité du bac. coli. D'après les recherches de
M. Krogius, ce microbe peut subir, dans les cultures, des
variations de propriétés, par suite desquelles il se présente
sous deux variétés principales, variété opaque et variété
transparente : on passerait facilement de l'une à l'autre par
la culture dans le lait. L'une de ces variétés (transparente)
est absolument semblable au bac. coli ; et M Krogius n'hésite
pas à les identifier, à ne voir en ces deux types microbiens
qu'une seule espèce. Ces faits ont reçu confirmation d'observations faites par MM. Achard et Renault : ils ont nettement

constaté les deux variétés du bac. lactis ; ils ont vu se faire
dans des cultures le passage de l'une à l'autre, et les ont
isolées et cultivées séparément. La variété opaque produit
sur la gélatine ou l'agar-agar des cultures abondantes, en
couche épaisse; l'autre végète en couche plus mince et
transparente. Sur la pomme de terre, la première donne une
crème épaisse, gris jaunâtre, boursoufflée par des bulles de
gaz; la seconde une crème brune, avec production de gaz
très réduite ou nulle. Ces auteurs reconnaissent aussi la
ressemblance très étroite qui unit l'une de ces variétés au
bac. coli; cependant ils ne croient pas devoir les réunir, eu
égard à la manière dont ils se comportent réciproquement
sur leurs milieux de culture. Il y a donc, dans ce fait un
exemple frappant du phénomène en question : ces variations
du bac. lactis aerogenes sont déjà intéressantes en elles-
mêmes, elles le sont surtout par le rapprochement qu'elles
établissent entre lui et le bac. coli, laissant au moins fortement soupçonner l'unité spécifique (entrevue par Morelle,
formulée par Krogius) de ces deux types microbiens.

Parmi les autres exemples de variations des qualités
physiques des cultures, il n'en est guère de plus remarquables que ceux qui se rapportent à la pigmentation. Mais,
je le répète, comme ce caractère témoigne d'une fonction
chimique, l'exposé de ces faits sera mieux à sa place dans
un autre chapitre. Pour la même raison, parce qu'il s'agit
aussi d'un caractère qui révèle une fonction chimique, il n'y
a pas lieu d'insister davantage ici sur la manière dont se
comportent les microbes au point de vue de la liquéfaction
de la gélatine. Qu'il suffise de dire que ce caractère est assez
fixe, en ce sens que la végétation d'un microbe donné, sur
la gélatine, entraîne presque toujours la liquéfaction, ou au
contraire qu'elle la laisse toujours solide. On a pu cependant
voir, exceptionnellement, un microbe liquéfiant (par exemple

le *pneumobacillus liquefaciens bovis*, Arloing) se modifier, dans des conditions encore indéterminées, de telle manière qu'il se cultivait sur la gélatine sans la liquéfier. Ce qu'on observe en tout cas couramment, ce sont, pour un microbe liquéfiant, des variations dans le mode suivant lequel se fait la liquéfaction, et par conséquent dans l'aspect des cultures. Cela témoigne de variations dans l'activité de la propriété chimique qui détermine la liquéfaction ; aussi reviendrai-je sur ces faits au chapitre des fonctions chimiques.

IV

Quelles conclusions faut-il tirer des faits qui viennent d'être passés en revue? Il est bien entendu que, pour ce jugement d'ensemble, je fais complètement abstraction de la pigmentation des cultures et de l'influence sur la consistance de la gélatine, deux caractères qui témoignent de fonctions chimiques (la fonction chromogène et une action de diastase) ; je ne dois considérer que les qualités physiques proprement dites.

Comme pour les variations morphologiques, on peut classer les faits de ce chapitre en trois catégories.

Dans un premier groupe de faits, on voit que les caractères macroscopiques ou qualités physiques d'un microbe sont sujettes à varier beaucoup suivant les conditions réalisées par le milieu de culture ; ce sont des variations commandées par des conditions modificatrices actuelles.

En second lieu, on note que, sur un même terrain nutritif, le même microbe peut donner des végétations qui manquent d'uniformité, c'est-à-dire présenter de la diversité de caractères dans une seule et même culture.

Dans une troisième catégorie de faits, beaucoup plus

importants, nous voyons qu'un microbe est susceptible de variations acquises, plus ou moins héréditaires, résultant, non pas de conditions actuelles de milieu, mais de conditions antécédentes. Ici, ce ne sont pas seulement les caractères du moment qui sont en cause : les conditions modificatrices ont touché les aptitudes de l'être. C'est ce que j'appellerai les variations proprement dites.

Je ne puis pas m'arrêter d'ailleurs à discuter et à justifier davantage cette distinction; attendu que ces caractères, que je désigne sous le nom de « qualités physiques des cultures » ne forment pas, théoriquement, une catégorie bien naturelle. Se rattachant par leur mécanisme, et à l'évolution morphologique et aux fonctions chimiques, plus particulièrement à l'une ou aux autres suivant les cas, elles sont justiciables, quant à cette vue d'ensemble, de l'argumentation qui a trouvé place dans la récapitulation des variations morphologiques, et de celle qui concernera plus loin les variations des fonctions chimiques.

Considérées dans leur ensemble, ces variations dans les caractères macroscopiques des cultures sont extrêmement fréquentes Il suffit d'un changement très léger et inappréciable dans la constitution du milieu nutritif, pour modifier beaucoup la manière dont un microbe y végète. D'autre part, il est très commun d'observer pour ces caractères des variations qui se perpétuent dans une lignée de générations : celles que j'ai appelées variations proprement dites, elles aussi, sont très communes et étendues. Koch avait cru pouvoir attacher une grande importance aux caractères macroscopiques des cultures. Il a trouvé là, pour la distinction des types microbiens, un critérium commode, facilement appréciable, qui incontestablement a rendu des services. Mais il est certain que, comme beaucoup de novateurs, il en a exagéré la portée. A la suite de Koch, on a trop cru à la fixité de ces caractères;

on s'est mis à scruter avec une minutie excessive les détails des colonies formées par un microbe, avec la prétention de trouver dans les plus faibles nuances des caractéristiques d'espèces, comme si ces caractères étaient immuables. Cette prétention n'est vraiment pas fondée ; et aujourd'hui le grand nombre des bactériologistes sont loin de reconnaître aux qualités physiques des cultures la fixité qu'on avait cru pouvoir leur attribuer.

Non seulement ces caractères sont l'objet de variations très communes et étendues; mais il faut ajouter que celles-ci sont assez mal connues dans leur déterminisme. Le plus souvent l'influence qui a déterminé une variation nous échappe : et il est bien difficile de donner sur ce point une appréciation générale. Sans doute, on peut parfois saisir, comme pour les variations morphologiques, une relation entre les variations de ces caractères, d'une part, et, d'autre part, les degrés de l'énergie vitale, c'est-à-dire les états de bien-être ou de souffrance du microbe; mais cela cependant ne paraît pas pouvoir être érigé en règle générale.

Si les variations des qualités physiques des cultures sont à la fois fréquentes, étendues et mal connues dans leur déterminisme, il en résulte nécessairement que ce ne sont pas de bons caractères d'espèces. Théoriquement, on ne peut guère les faire entrer en ligne de compte pour définir les espèces ; et même comme guides pratiques, pour reconnaître des types microbiens, ils ne méritent qu'une confiance très limitée. En fait, on voit de jour en jour s'amoindrir le crédit qu'on avait accordé aux caractères macroscopiques des cultures; après avoir eu leur heure de gloire, ils sont vraiment en décadence. Il est bien entendu que, dans cette appréciation, je ne vise que les qualités physiques proprement dites (aspect du trouble dans les cultures liquides, absence ou présence d'une pellicule superficielle, formation d'un dépôt, forme, épaisseur, consistance, détails des colonies), et fais abstraction du pouvoir chromogène et du pouvoir liquéfiant, qui sont des caractères bien plus sérieux que le simple aspect macroscopique des cultures. Je reviendrai d'ailleurs sur cette appréciation lorsque j'examinerai la valeur comparative des différents caractères comme attributs d'espèce.

CHAPITRE III

VARIATIONS DES FONCTIONS CHIMIQUES

C'est par leurs fonctions que les microbes ont le plus attiré l'attention. Agents de fermentations, agents de maladies et êtres redoutables pour l'homme, ils ont dû intéresser les chimistes et les médecins plus encore que les naturalistes. Aussi, plus que pour tous les autres êtres, les caractères fonctionnels ont-ils été pris en considération comme caractères spécifiques, et dotés même d'une valeur supérieure à celle des caractères végétatifs. C'est dire que la variabilité des fonctions a pris ici une importance qu'elle n'avait pas jusque là en histoire naturelle ; et que l'on s'intéresse même plus aux variations fonctionnelles qu'aux variations morphologiques. Toutefois, comme jusqu'à ce jour ce sont surtout les physiologistes et les médecins qui ont scruté la bactériologie, la fonction pathogène est, de toutes les fonctions, la mieux connue pour ses variations : aussi mérite-t-elle un chapitre à part ; et c'est pourquoi je dois scinder les variations fonctionnelles en deux chapitres, examiner d'abord les fonctions chimiques, puis la fonction pathogène[1].

Les variations des fonctions chimiques sont encore fort mal connues : à part la qualité chromogène, qui par sa nature relève d'une fonction chimique, mais qui, par la manière dont elle est appréciée, fait partie des caractères physiques, et s'offre à une observation facile, les autres commencent seulement à être sérieusement étudiées dans leurs variations. C'est que des connaissances chimiques approfondies manquent à la plupart des chercheurs qui expérimentent sur les microbes ; c'est aussi peut-être que l'opinion préconçue que se sont faite les chimistes sur l'importance de la fonction comme caractère spécifique entraînait l'idée d'une grande fixité des fonctions, et détournait les esprits d'en rechercher les variations. Toujours est-il que ce chapitre des variations dans les fonctions chimiques sera nécessairement beaucoup moins riche en exemples que celui qui traitera de la fonction pathogène.

I

On ne compte plus les faits qui montrent qu'une fonction chimique peut s'exercer de manière diverse suivant les conditions en présence desquelles se fait la culture.

Les plus étudiés, sinon les plus intéressants, concernent la *fonction chromogène*, cette fonction qui consiste dans la production de matières pigmentaires rouge, jaune, verte,

---

[1] Je me hâte de faire remarquer que cette division est peu scientifique. En effet, sous le nom de fonctions chimiques, se rangent des choses au fond bien disparates ; et, d'autre part, ce qu'on appelle la fonction pathogène est une chose complexe, qui se réduit probablement à des fonctions chimiques. Mais, dans l'état actuel de la science, cette division s'impose.

bleue, de toute nuance en un mot, tantôt soluble et diffusant dans le milieu de culture, tantôt fixée sur les microbes et leurs colonies. C'est sans doute parce que c'est une propriété facile à apprécier et à définir, qui se révèle par un caractère physique des cultures, qu'elle a suscité d'une façon très hâtive des travaux sur les conditions qui peuvent la faire varier ; c'est une qualité si séduisante comme élément de définition et de distinction, qu'on a été pressé de savoir jusqu'à quel point on devait compter sur elle.

Dans des circonstances diverses, on voit le bacille du pus bleu *(bac. pyocyaneus)* donner des cultures incolores, privées du pigment qui le caractérise. Ce résultat est obtenu en restreignant l'accès de l'air, ou au contraire en faisant la culture en présence de l'oxygène pur (Charrin et Roger) ; il est obtenu aussi en ajoutant au liquide de culture divers corps chimiques, surtout des acides ou des corps dits antiseptiques, à dose insuffisante bien entendu pour empêcher la pullulation (Wasserzug). Il n'est même pas nécessaire de faire intervenir une condition gênante: la nature de l'aliment fait varier la couleur des cultures. En effet, d'après les recherches de M. Gessard, ce microbe produit deux matières colorantes, l'une bleue, l'autre verte : si le liquide de culture renferme, comme matière azotée, de l'albumine, la culture est verte ; si l'aliment azoté est représenté par de la peptone, la culture est bleue ; dans le bouillon de viande ordinaire, les deux pigments se forment, la culture a une teinte intermédiaire.

Le *bacille du lait bleu* a montré à M. Gessard des faits semblables. Dans l'albumine, les cultures se colorent en vert. Dans le lait, on a, s'il est neutre, une couleur grise ; s'il est acide, c'est la couleur bleue d'où le microbe tire son nom. Dans le bouillon, c'est un mélange des deux pigments.

Le *microbacillus prodigiosus* peut se cultiver sans pigment, si le milieu est un peu alcalin (Wasserzug).

Pour bien d'autres microbes, on a vu la culture se faire colorée ou incolore, suivant la composition du milieu de culture[1], la nature de l'atmosphère ambiante[2], la présence ou l'absence de lumière[3], le degré de température[4] que subit la culture, etc.

On peut voir de même la *sécrétion des diastases* par un microbe varier avec la composition du milieu. C'est ainsi que le *bacillus mesentericus vulgatus* (ou bacille de la pomme de terre), d'après M. Vignal, modifie beaucoup sa fabrication de ferments solubles, suivant la composition chimique du milieu où on le cultive : on voit tour à tour prédominer dans ses sécrétions le ferment qui transforme l'amidon en sucre (amylase), celui qui intervertit le sucre de canne (invertine ou sucrase), ou la diastase qui coagule la caséine (présure ou lab), ou encore celle qui dissout et peptonise la caséine coagulée (caséase). Ces variations sont commandées par la nature des matériaux nutritifs mis à la disposition du microbe[5]. On peut voir varier aussi, suivant la composition

---

[1] Il m'est arrivé de voir le *staphylococcus pyogenes* (dans un certain état d'affaiblissement du pouvoir chromogène) donner sur gélatine des cultures incolores, et sur pomme de terre des cultures colorées.

[2] D'après M. Frænkel, le *bac. indicus* donne des cultures incolores en présence de l'acide carbonique.

[3] Le *staphylococcus aureus* dans les expériences de M. Gaillard.

[4] D'après M. Laurent, le bacille rouge de Kiel, aux températures dysgénésiques, se cultive sans couleur.

[5] C'est surtout pour les champignons inférieurs qu'on sait que les conditions de milieu exercent une influence considérable sur la qualité des sécrétions, commandées notamment par la nature de l'aliment que l'on présente au petit être. Il est légitime de rapprocher les phénomènes que l'on connaît pour les champignons inférieurs et les levures, de ceux qui concernent les microbes. La levure de bière, forcée à vivre dans un moût sucré en l'absence de l'air, détermine une active

du milieu de culture, la sécrétion de ce ferment spécial qui
se caractérise par la liquéfaction de la gélatine. Par exemple,
M. Frænkel a vu les cultures de *bac. anthracis* sur gélatine
s'accompagner d'une liquéfaction d'activité variable suivant
la concentration ou la teneur en eau du milieu. Les variations,
dont il a été question plus haut, dans les caractères macroscopiques des colonies du vibrion cholérique sur gélatine
peuvent être en partie attribuées à des variations dans la
sécrétion du ferment liquéfiant. Il s'agit d'oscillations dans
l'intensité de cette sécrétion ; mais il n'est peut-être pas bien
démontré qu'on puisse observer une variation allant de la
liquéfaction évidente à l'absence complète de liquéfaction.

On peut rapprocher des phénomènes de fermentation
l'action chimique qui aboutit à la formation de l'*indol*. La
production de ce corps dans les cultures de *bac. coli*, par
exemple, et par suite la réaction colorée qui en dépend,
varient beaucoup, pour un même échantillon du microbe,
suivant la composition chimique du milieu de culture : tel
spécimen qui donnera de l'indol dans une solution pure de
peptone, pourra ne pas en donner dans un bouillon peptoné
ou dans un mélange de peptone et de sucre (Péré). De même
avec le *vibrion cholérique*, des différences, même très
minimes, dans le milieu font varier beaucoup la réaction
indo-nitreuse qui le caractérise.

La production des *toxines* par les microbes pathogènes est
aussi influencée par les conditions de milieu. C'est ainsi que
le redoutable poison fabriqué par le *bacille de la diphtérie* est
sécrété dans les cultures en quantité plus ou moins grande,

fermentation ; celle-ci est considérablement réduite ou même annulée,
si le petit être est abondamment pourvu d'oxygène. La présence d'un
microbe dans le liquide où baigne la levure peut l'empêcher d'agir
comme ferment : c'est ce qu'ont observé MM. d'Arsonval et Charrin
avec le bacille pyocyanique.

suivant la composition de l'atmosphère gazeuse ambiante (Roux et Yersin), et aussi suivant la composition chimique du liquide de culture (Guinochet). On peut de même voir varier, dans les cultures du *bacille du tétanos*, suivant la composition du milieu, la production du dangereux ferment qui le caractérise : les cultures sont moins toxiques quand elles sont faites en présence d'une matière sucrée, glycose ou maltose (Vaillard et Vincent).

Il est permis, d'une manière hypothétique, il est vrai, mais avec un certain degré de vraisemblance, de penser qu'un phénomène analogue aux précédents fait partie des conditions complexes d'où résultent la réceptivité ou l'im-emunité naturelle des espèces animales à l'égard d'un microb donné. Lorsqu'un agent infectieux, dangereux pour une espèce, est inoffensif pour une autre, il est possible que, dans quelques cas, et pour une part au moins, cela tienne à ce que les principes toxiques, qui sont précisément la cause prochaine de la maladie, soient fabriqués abondamment dans le premier organisme, et ne le soient pas, ou seulement en quantité beaucoup moindre, dans le second.

Y a-t-il lieu de rappeler ici que, tandis que certains microbes sont strictement aérobies, ou étroitement anaérobies, un assez grand nombre s'accommodent des deux conditions, pullulent en présence de l'air, et sont capables aussi de proliférer plus ou moins en l'absence d'oxygène ? ce qui signifie évidemment que, suivant les conditions où on les place, ils peuvent modifier considérablement leur acte chimique respiratoire.

II

Tout cela n'est pas en somme de bien grande valeur au point de vue de la notion générale de variabilité. Il importe bien davantage de rechercher si les fonctions chimiques des microbes sont susceptibles de variations durables, acquises, persistant en l'absence des conditions qui ont déterminé la modification.

La chose n'est plus douteuse ; et, quoique ce soit là un sujet dont l'étude ne date que d'hier, et qui ne fournit encore que peu d'exemples expérimentalement démontrés, on peut affirmer que les microbes sont susceptibles de telles variations dans leurs fonctions chimiques. Comme ces fonctions sont fort peu analysées, il est impossible de les passer en revue les unes après les autres ; tout au moins puis-je signaler les variations de trois fonctions importantes, la fonction chromogène, le pouvoir de ferment, et la fonction toxinogène.

Le *bac. pyocyaneus* a présenté à divers expérimentateurs d'importantes variations dans ses *propriétés chromogènes.* D'après Wasserzug, il suffit de laisser vieillir une culture de ce microbe, pour que les éléments qu'elle contient subissent une modification qui tend à supprimer leur propriété chromogène. Cette variation se fait graduellement ; et elle porte inégalement sur les divers individus microbiens de la culture, de telle sorte qu'en en faisant l'isolement, à un moment donné, et en les cultivant séparément, on s'aperçoit qu'ils donnent des cultures dont la couleur est d'intensité variée. La variation, quoique véritable, n'est pourtant pas définitive, attendu qu'il suffit de quelques générations successives de cultures pour faire récupérer peu à peu à ce microbe sa faculté évanouie. Si l'on ajoute à l'influence du vieillissement l'action d'une substance antiseptique, on obtient une variation plus profonde, et l'on peut réaliser une sorte de race de bacille pyocyanique qui ne donne plus que des cultures incolores. M. Gessard a poussé plus loin l'étude de ces variations du bacille pyocyanique. On a vu plus haut que, suivant la composition du milieu, il obtenait des cultures bleues, vertes ou incolores. Mais il a fait mieux; et il a pu constituer des races de bacille pyocyanique, possédant d'une façon durable l'attribut de donner seulement des cultures bleues, ou des cultures vertes, ou des cultures incolores. En cultivant plusieurs fois de suite le microbe dans un milieu ne contenant comme matière azotée que de l'albumine, il a obtenu une race qui, dans les conditions où le microbe normal donne les deux pigments, ne produisait plus que du pigment bleu (pyocyanine). En le chauffant d'une manière modérée, et aussi en le faisant passer par l'organisme du lapin, il eut au contraire une race qui, dans les mêmes con - ditions, ne donnait plus le pigment bleu, mais seulement le vert (fluorescéine). En appliquant un chauffage plus éner- gique, ou en faisant passer par le lapin la race à pyocyanine, il en obtint une autre qui ne donnait que des cultures sans couleur; un résultat semblable fut observé aussi par suite d'une modification survenue spontanément dans le bacille pyocyanique normal en dehors de toute influence expéri- mentalement provoquée. On a observé aussi une diminution plus ou moins marquée, ou même une suppression de la propriété chromogène, sous l'influence de la lumière, de l'ozone, de l'acide carbonique sous pression, de l'électricité, du froid (d'Arsonval et Charrin). D'après Phisalix et Charrin, l'application soutenue d'une température dysgénésique serait particulièrement favorable à réaliser une suppression solide et durable de cette propriété.

Le *bac. prodigiosus* aussi présente des variations dans sa fonction chromogène. Il suffit de faire l'analyse de cultures un peu anciennes de ce microbe sur milieux solides, c'est- à-dire d'isoler les éléments, et de les propager séparément, pour voir qu'ils sont devenus inégaux sous· le rapport de leur pouvoir chromogène; ils donnent des cultures qui se différencient par l'intensité de leur coloration. Si l'on fait, de ces éléments déjà en partie modifiés, des cultures en milieux alcalins, on obtient, non seulement, comme on l'a vu plus haut, une suspension du pouvoir chromogène, mais on supprime la propriété même dans les éléments, d'une façon durable, sinon définitive (Wasserzug).

On a observé aussi des variations dans le pouvoir chromogène du *bacille du lait bleu*. Plusieurs observateurs (MM. Scholl, Heim, Behr) l'ont vu perdre, sous l'influence du temps, de divers agents physiques ou chimiques, la faculté de colorer en bleu le lait ou les autres milieux de culture. D'après M. Gessard, dans une culture de ce microbe en milieu albumineux, il y a rapidement une variation, qui porte inégalement sur les différents éléments, de telle sorte qu'à un moment donné on trouve dans cette culture des individus doués encore du pouvoir de donner leurs deux pigments (vert et bleu), alors que d'autres ont perdu la faculté de produire l'un ou l'autre. Partant d'une culture en albumine, il a pu avoir une race de bacille qui ne produi sait plus que le pigment bleu [1]. En laissant vieillir des cultures en bouillon, il a obtenu une race qui ne donnait plus, au contraire, que des cultures vertes. Enfin le chauffage, ou un vieillissement plus prolongé des bouillons ont fourni une race sans pigment, ne donnant plus que des cultures incolores.

Le *staphylococcus pyogenes aureus* se fait remarquer par la couleur jaune orangé de ses cultures. S'il est longtemps privé du milieu animal, s'il vieillit dans le laboratoire, on voit peu à peu diminuer sa faculté chromogène : il arrive à

---

[1] Gris dans les milieux neutres, ce pigment exige que le milieu ait une réaction acide pour prendre sa teinte bleue caractéristique : il devient rouge si la réaction est alcaline.

donner des cultures moins colorées qu'au début, ou même quelquefois des cultures incolores. L'action de la lumière sur ce microbe diminue son pouvoir chromogène. On trouve souvent dans le pus, parfois seul, mais le plus souvent associé au précédent, un staphylocoque qui ne diffère de l'*aureus* que par l'absence de pigment dans les cultures [1]. Nous avons soutenu, M. Courmont et moi, l'opinion que ce *staphylococcus albus* n'est qu'une variété du *staphyl. aureus*, comparable aux variétés achromogènes qu'on a obtenues des bacilles du pus bleu et du lait bleu. Nous basons ce jugement d'abord sur les variations que le staphyloccocus aureus subit dans son pouvoir chromogène sous les yeux de l'expérimentateur, et en outre sur les faits suivants. Les staphylocoques dorés que l'on retire des abcès ne sont pas tous semblables, et leur pouvoir chromogène varie suivant les cas [2]. Bien mieux, si l'on sépare les divers éléments contenus dans un pus à staphylocoques, on voit qu'ils peuvent différer beaucoup les uns des autres; souvent on trouve associés (ceci est de notion courante) des éléments à fort pouvoir chromogène *(aureus)* et d'autres qui en sont tout à fait dépourvus *(albus)*; de plus, nous avons vu, M. Courmont et moi, que les éléments d'un même pus peuvent constituer une sorte de gamme conduisant sans transition sensible de la variété la plus pigmentée à la variété achromogène[3].

[1] Il produit les mêmes effets sur les animaux, sauf qu'il est en général un peu moins virulent.

[2] J'ai trouvé, une fois dans une endocardite ulcéreuse, une autre fois dans une lésion non suppurée de ganglions lymphatiques (lymphangiôme), des staphylocoques qui tenaient le milieu entre la variété jaune parfaite et la variété blanche. C'était le cas aussi pour un staphylocoque trouvé par MM. Roux et Lannois dans un cas d'adénie.

[3] M. Laurent a étudié les variations du pouvoir chromogène dans le *bacille rouge de Kiel*. En le soumettant à l'action de la lumière solaire,

Smith a noté que le *bacille de la morve*, suivant les échantillons naturels, présentait des différences dans l'énergie de son pouvoir chromogène.

Une des fonctions chimiques les plus importantes des microbes, l'aptitude à faire une *fermentation* déterminée, est susceptible de variations semblables [1].

M. Arloing a vu s'affaiblir le pouvoir de ferment du *bacter. Chauvæi* par le chauffage et l'action des antiseptiques.

Grotenfelt a noté que plusieurs microbes doués de la propriété de faire fermenter le sucre de lait (plusieurs bacilles et un streptocoque) sont susceptibles de variations étendues dans leur pouvoir fermentatif. Après une série de cultures en dehors du lait, ils se montrent plus ou moins affaiblis dans leur pouvoir de ferment; et même, s'ils ont été suffisamment longtemps privés de lait, ils peuvent arriver à perdre leur caractère de ferments de la lactose.

Un microcoque étudié par Nencki comme *ferment lactique* a présenté à son observation de notables oscillations

il supprima en partie cette fonction, de telle sorte que, suivant les milieux, le microbe donnait alors des cultures rouges ou des cultures incolores. Il augmenta l'altération par le chauffage, et obtint alors une race définitivement privée de la propriété chromogène. D'après M. Selander, le microbe du *cholera hog* donne sur pomme de terre des cultures colorées d'une manière plus ou moins forte, suivant qu'il sort du milieu animal, ou qu'il a quelque temps vieilli dans les cultures.

[1] S'il m'est permis de signaler, au moins à titre de comparaison, en dehors des microbes, un exemple de variations d'une fonction chimique, je peux citer la levure de bière. Forcée à vivre sans oxygène d'une manière prolongée, elle montre une diminution graduelle dans son pouvoir de ferment; un nouveau contact avec l'oxygène rehausse cette fonction. Soumise à une réfrigération intense et prolongée, elle peut (Pictet et Yung) avoir perdu, tout en restant vivante, sa propriété de ferment, capable alors de pulluler dans un milieu sucré sans le faire fermenter.

dans son pouvoir de ferment. Une longue série de cultures
déterminent un affaiblissement, caractérisé par le dédou-
blement d'une moins grande quantité de sucre.

D'après Lœw, on a vu certains microbes perdre leur
pouvoir de ferment par la culture en présence de conditions
altérantes, notamment par le chauffage à 70-80 degrés.

Le *ferment nitrique* (qui dans le sol transforme en nitrates
les nitrites fabriqués par le ferment nitreux, et achève ainsi
l'oxydation de l'azote commencée par son congénère) a subi
dans les cultures de M. Winogradsky des modifications de
son pouvoir de ferment; repris dans les cultures, et placé
dans les conditions propres à effectuer la fermentation
nitrique, il ne donnait lieu, tout en pullulant, qu'à une
production de nitrates plus ou moins réduite ou même
nulle.

Le même auteur a observé également des variations dans
l'énergie de son *ferment nitreux*. Il a distingué dans ses
cultures, et il est parvenu à isoler et à propager séparément
deux états morphologiques de ce microorganisme, l'état de
monade, et celui de zooglée; or, ce dernier état, ou, si on
veut, cette dernière race, possède un pouvoir fermentatif
moins actif que la race en monades.

Le *pneumocoque*, habituellement, coagule le lait. Je ne
sache pas qu'on ait modifié expérimentalement, dans des
conditions déterminées, cette action de ferment; mais on a
observé des variations naturelles. Kruse et Pansini, qui ont
étudié un grand nombre d'échantillons de ce microbe, en
ont trouvé onze, soit onze variétés, qui ne produisaient pas
la coagulation du lait.

Le *streptocoque* de la suppuration et de l'érysipèle fait
fermenter les sucres. D'après Mme Sieber-Schoumoff, qui a
étudié ce point sous la direction de Nencki, la fermentation
produite par la variété pyogène donnerait de l'acide lactique

sans action sur la lumière polarisée, tandis que l'acide lactique fabriqué par la variété de l'érysipèle dévierait la lumière polarisée à gauche. L'auteur estime que cette différence suffit à en faire deux espèces ; mais, comme on s'accorde généralement à considérer ces deux types comme deux variétés d'une même espèce, et comme d'ailleurs l'élève de Nencki reconnaît que la différence qu'elle a trouvée relativement à la qualité de l'acide produit dans la fermentation représente le seul caractère distinctif entre les deux, je n'hésite pas à voir là un exemple d'une variation dans le mode suivant lequel un microbe ferment exerce son pouvoir, variation telle qu'une même espèce peut, en faisant fermenter les sucres, donner, tantôt de l'acide lactique lévogyre, tantôt de l'acide optiquement inactif.

Un des exemples les plus remarqués de variations dans le pouvoir de ferment concerne le *bacillus coli*. Je développerai ce point un peu plus loin : il y a intérêt à grouper ensemble les multiples variations de fonctions chimiques qu'a fait connaître l'étude exceptionnellement approfondie de ce microbe.

A côté de la fonction de ferment se place ce phénomène chimique qui, dans les cultures de certains microbes, aboutit à la production de l'*indol*. Or, on a noté, pour une même espèce microbienne, des variations dans son pouvoir de former de l'indol. Nous verrons plus loin que c'est le cas pour le bac. coli. Il en est de même pour le *vibrion cholérique* Plusieurs auteurs, et particulièrement Sanarelli, ont noté que les divers échantillons de ce microbe différaient notablement les uns des autres quant à l'intensité et à la précocité, dans les cultures, de la réaction dite du « rouge de choléra », qui témoigne de la formation de l'indol ; et surtout ils ont noté une très grande inégalité, suivant les échantillons, dans le pouvoir de réduire les nitrates, manifesté par la

réaction dite indo-nitreuse : certains échantillons, même
provenant de l'homme cholérique, s'en montrent totalement
dépourvus. Le simple séjour dans l'eau suffit à faire perdre
au bacille en virgule cette propriété de réduire les nitrates
(Sanarelli).

La sécrétion de cette diastase qui *liquéfie* la gélatine est
susceptible de notables variations. Peut-être est-il possible
qu'un microbe habituellement doué du pouvoir liquéfiant
vienne un jour à le perdre, ou inversement, après une modification dans les cultures ; je n'ose pas donner ce fait comme
bien démontré, car la propriété liquéfiante, à considérer seulement sa présence ou son absence, et non son degré et son
mode, est une des propriétés les plus fixes. Mais, ce qu'on a
très sûrement observé, ce sont des oscillations dans l'énergie
de cet acte chimique. Par des artifices de culture (milieux
diversement concentrés), on a pu provoquer chez le *vibrion
cholérique* des variations de son pouvoir liquéfiant ; et,
partant d'un seul et même échantillon, réaliser comme des
races différant les unes des autres par l'énergie de ce pouvoir (Gamaléia). Il a été dit plus haut que, suivant les échantillons de ce microbe, les caractères des colonies variaient
notablement; comme il s'agit de colonies liquéfiantes, les
variations de leur aspect résultent pour la plus grande part
de variations dans la production du ferment liquéfiant.
Koch dit avoir eu affaire une fois à un spécimen de vibrion
cholérique qui se faisait remarquer par le peu d'énergie de
son pouvoir fluidifiant.

En ce qui concerne la fonction *toxinogène*, apanage des
microbes pathogènes, caractérisée par la fabrication d'une
matière toxique qui constitue précisément l'arme par
laquelle le microbe attaque l'organisme animal, un bel exemple de variation nous est fourni par le *bacille diphtérique*
(de Lœffler). Voici, en quelques mots, les phénomènes qu'ont

observés, dans la remarquable étude qu'ils ont faite de ce
microbe, MM. Roux et Yersin. Si on laisse vieillir une
culture de bacille diphtérique, on voit peu à peu diminuer
sa nocivité, ou sa virulence, c'est-à-dire au fond sa fonction
toxinogène (car ici il est démontré que le pouvoir pathogène
de ce microbe n'est que le résultat de la fabrication d'un
toxique [1]). Il faut d'une culture ancienne une quantité plus
grande que d'une culture jeune pour tuer un cobaye, ce qui
signifie que les microbes de la première sont moins aptes,
portés dans les tissus animaux, à y fabriquer leur toxine.
Le même résultat est obtenu par la chaleur, soit en faisant
évoluer une culture à la température de $39°,5$, soit en
soumettant à 45 degrés une culture achevée. Dans tous ces
cas, la variation de la propriété toxinogène, quoique très
réelle, n'est pas très bien fixée ; car si, au lieu de porter
directement sur l'animal les microbes ainsi modifiés, on les

---

[1] Les variations fonctionnelles du bacille diphtérique, que j'étudie
ici, se révèlent par des degrés divers dans la *virulence* à l'égard des
animaux. Ces faits auraient donc pu trouver place dans le chapitre
consacré aux variations de la fonction pathogène. Mais il est démontré
que le bacille de la diphtérie n'est pas infectieux au sens proprement
dit du mot : il n'envahit pas lui-même l'organisme, il l'imprègne seulement d'un produit toxique très actif qu'il élabore, soit dans les
cultures, soit à la surface des muqueuses ; et par conséquent les variations de *virulence* ne sont ici que le témoignage des variations d'une
fonction chimique, la *fonction toxinogène*. Si l'on veut aller au fond des
choses, on peut penser que, dans tous les cas, la virulence des microbes n'est qu'une manifestation des fonctions chimiques ; et, qu'à ce
compte il n'y aurait pas lieu de les distinguer, et d'établir un chapitre à
part pour les variations de la fonction pathogène. Mais une telle confusion serait peut-être prématurée. Dans la plupart des cas la fonction pathogène est une chose encore mal éclaircie, peut-être complexe ;
et, dans l'état actuel de la science, on est forcé de la considérer à part.
J'ai cru seulement devoir en distraire les faits où l'analyse expérimentale a pu établir, confondue ou non avec la virulence, une fonction
toxinogène.

fait d'abord passer dans un bouillon placé dans des conditions favorables de température et d'aération, les nouvelles générations qui pullulent dans ce milieu récupèrent rapidement la propriété toxinogène que leurs ancêtres avaient en partie perdue. En d'autres termes, si les bacilles, après l'action des conditions modificatrices qu'on vient de voir (vieillissement des cultures, chaleur) sont vraiment modifiés dans leurs propriétés fonctionnelles, cette modification ou variation n'est pas ou est fort peu héréditaire. Mais on a vu mieux que cela : on a vu le bacille diphtérique, dans des cultures simplement conservées dans le laboratoire, et sans qu'on eût pu apprécier la condition modificatrice, subir une variation telle de sa fonction toxinogène, qu'il continuait dans les générations successives à manifester un grand affaiblissement de sa propriété toxique; c'était une variation transmissible, héréditaire. MM. Roux et Yersin ont obtenu un résultat comparable en soumettant des bacilles diphtériques à la dessiccation, ou encore à l'influence combinée de la chaleur et d'une abondante circulation d'air dans le milieu de culture : on peut ainsi voir les bacilles perdre toute nocivité, c'est-à-dire qu'on réalise une abolition complète et héréditairement transmissible de la fonction toxinogène. Un détail intéressant, c'est que, par le dernier procédé, ils ont pu saisir, avant la phase d'affaiblissement de la propriété toxique, une phase inverse d'exaltation. Ce n'est pas tout. Les mêmes auteurs ont reconnu que, dans la bouche et le pharynx des malades atteints de diphtérie, le bacille de Lœffler se rencontre sous des états divers de virulence, ou, ce qui est absolument la même chose, de propriété toxique ; c'est-à-dire que l'on rencontre à l'état naturel toute une gamme de toxicité, en d'autres termes des variations naturelles à des degrés très divers, y compris un type qui se montre complètement dépourvu de pouvoir toxique.

On trouve parfois dans la bouche des personnes saines un bacille, décrit par Lœffter sous le nom de *pseudo-diphtérique*, et qui est en tout semblable au vrai diphtéritique, sauf qu'il est totalement dépourvu d'action nocive sur les animaux. MM. Roux et Yersin se demandent si ce n'est pas là une simple variété du bacille diphtérique. Cette opinion me paraît extrêmement vraisemblable. En effet, le bacille diphtérique vrai, lorsque dans les conditions expérimentales ci-dessus indiquées il a complètement perdu sa propriété toxique, est en tout point identique au soi-disant pseudo-diphtérique; et, de même, celui-ci ne diffère en rien du bacille dépourvu de virulence que l'on trouve dans les angines couenneuses mêlé aux types multiples à virulence variée qui le relient au bacille le plus nocif. Pour démontrer que le bacille dit pseudo-diphtérique n'est qu'une variété du bacille diphtérique vrai, atténué dans sa fonction toxinogène, il faudrait faire acquérir à ce microbe inoffensif la virulence, le seul caractère qui lui manque pour s'identifier à l'autre. MM. Roux et Yersin l'ont tenté, sans succès. Mais ils n'ont pas réussi davantage, en agissant avec le bacille diphtérique vrai artificiellement destitué de son pouvoir toxique, ou avec le type inoffensif que l'on trouve dans les angines diphtéritiques, à leur restituer leur fonction toxinogène abolie ou endormie. De sorte que, entre le bacille diphtérique vrai privé de virulence, et le soi-disant pseudo-diphtérique, il n'y a point de différence.

La fonction toxinogène du bacille diphtérique (qui se confond ici avec la virulence), est donc susceptible de variations étendues, depuis un état de grande activité, jusqu'à un état d'abolition complète au moins en apparence. Ces variations peuvent être seulement individuelles, ne se transmettant pas ou se transmettant très mal aux générations de bacilles qui naissent des éléments modifiés ; elles peuvent être (cas beaucoup plus intéressant) héréditaires et transmissibles. Ces variations s'observent sous l'influence des conditions modificatrices auxquelles, dans les laboratoires et *in vitro* peuvent être soumises les cultures de ce bacille ; elles se réalisent d'autre part, d'une manière qu'on peut dire naturelle, dans les organes mêmes lésés par le microbe. Enfin, il existe un microbe, parfois présent dans les cavités buccopharyngiennes des personnes saines, c'est-à-dire en l'absence de la diphtérie, qui est inoffensif, et n'est probablement qu'une race du bacille diphtérique sous un état de déchéance complète de la fonction toxinogène.

Je trouve un autre exemple de variations de la fonction toxinogène chez le microbe du *hog-cholera* ou peste porcine (étudié par M. Selander). Ce microbe fabrique une matière toxique (qui comme celle du bacille diphtérique n'est pas sans analogie avec les diastases). Lorsqu'il vient de passer par l'organisme d'un animal, sa fonction toxinogène est au maximum ; mais, si on l'entretient et le propage en cultures, on voit se modifier cette fonction : elle s'affaiblit de plus en plus, et d'autant plus que le bacille s'éloigne davantage du moment où il a vécu en parasite dans l'organisme animal.

Le *bacillus coli communis*, ici encore, représente un des plus intéressants exemples de variations. L'analyse de ses caractères qui se poursuit activement y a déjà révélé des variations pour plusieurs fonctions chimiques : la fonction chromogène, la fonction de ferment pour les sucres, celle qui aboutit à la formation de l'indol, et enfin celle qui consiste dans l'élaboration d'une matière toxique. Pour la fonction chromogène, je me borne à rappeler ici ce qui a été dit, au chapitre des qualités physiques, sur les variations de la coloration des cultures.

De toutes les fonctions chimiques du bac. coli, celle qui fixe le plus vivement aujourd'hui l'attention, et dont les variations sont le plus recherchées, c'est celle qui consiste dans la fermentation des sucres. Or, cette fonction qui a été donnée comme un caractère fondamental, spécifique de ce microbe, est loin d'être fixe et invariable : elle s'exalte, elle s'amoindrit. C'est à l'égard de la lactose que les variations sont le plus évidentes ; la fonction de ferment varie à l'égard de ce sucre dans des limites très étendues : elle peut être très active, elle peut être nulle ou inappréciable. Nous avons signalé, M. G. Roux et moi, les premiers faits de cet ordre. Deux échantillons de bac. coli, cultivés par nous, s'étaient modifiés sous nos yeux, par les influences de milieux réalisées dans nos cultures : l'un avait perdu la faculté de faire fermenter la lactose; l'autre l'avait alternativement, à plusieurs reprises, perdue et récupérée. Malvoz a vu que, par une série de cultures dans du bouillon phéniqué, à la température de 42°, on amoindrissait le pouvoir fermentatif de ce microbe. Smith a eu l'occasion de cultiver des échantillons de bac. coli qui ne coagulaient pas ou presque pas le lait. M. Vincent a trouvé dans une eau une variété de ce microbe qui ne formait pas de bulles dans le bouillon lactosé. Les recherches très multipliées sur ce point, notamment celles de MM. Achard et Renault pour les bacilles provenant des voies urinaires, Gilbert et Lion, Germano et Maurea pour les bacilles de provenance intestinale, ont largement confirmé ce fait, que, suivant les échantillons naturels, le pouvoir de ferment à l'égard du sucre de lait varie dans une large mesure : certains échantillons ont un pouvoir de ferment assez restreint pour ne pas coaguler le lait; quelques-uns même peuvent ne pas exercer d'action appréciable sur le sucre de lait. On peut affirmer maintenant que, par suite des conditions de milieu qu'il rencontre, soit dans les cultures *in vitro*, soit surtout dans notre organisme (conditions, il est vrai, encore indéterminées dans leur nature), ce

microbe subit des variations très étendues dans sa fonction
de ferment : l'expérimentateur peut voir sous ses yeux
s'amoindrir ou se supprimer son action sur le sucre de lait ;
et, dans les variétés naturelles, on peut en trouver parfois
qui sont dépourvues de cette propriété, et d'autres, en grand
nombre, qui, entre les deux états extrêmes, constituent toute
une gamme d'activités intermédiaires.

A côté des variations dans l'activité du pouvoir fermentatif du bac. coli, se placent celles qui portent sur le mode
suivant lequel la fermentation s'opère. Généralement l'acide
lactique qui résulte de la fermentation des sucres par
ce microbe (sauf avec la lévulose) dévie à droite la
lumière polarisée. Or Nencki, qui a particulièrement attiré
l'attention sur la qualité de l'acide formé dans les fermentations des sucres, a cultivé un bacille qui, provenant d'un
intestin humain, était en tout semblable au bac. coli, sauf
qu'il donnait naissance dans les fermentations à de l'acide
lactique inactif, c'est-à-dire dépourvu d'action sur la lumière
polarisée. Dans les recherches de MM. van Ermengem et
van Laer, le bac. coli s'est également montré capable de
fabriquer de l'acide lactique inactif.

Une autre fonction chimique qui a été beaucoup exploitée
pour la différenciation du bac. coli est celle qui aboutit à
la formation de l'indol dans les cultures. On a reconnu
qu'elle est variable, et qu'elle peut manquer. D'après les
observations faites par nombre d'auteurs (notamment
MM. Achard et Renault, Gilbert et Lion, Vincent, Germano
et Maurea, Sanarelli), il est certain que, suivant les échantillons naturels de bac. coli, il y a de grandes différences dans
l'intensité de la réaction de l'indol, et que pour certains spécimens, plus communs que ceux qui manquent de la fonction
de ferment pour la lactose, on note l'absence complète de
cette réaction.

Enfin le bac. coli se montre aussi susceptible de variations étendues quant à sa fonction toxinogène. Si, comme l'a fait M. Gilbert, on examine le degré de toxicité, pour les animaux de laboratoire, des cultures du bac. coli, on s'aperçoit que, suivant les échantillons de ce microbe, et particulièrement suivant qu'il s'agit d'un bacille provenant d'un intestin d'homme sain, ou d'un bacille pris dans un intestin où il a provoqué des troubles morbides, les liquides de cultures témoignent d'une toxicité très variable. Les bacilles entretenus depuis longtemps dans un laboratoire donnent des cultures presque complètement dénuées de pouvoir toxique; et, en possession d'un échantillon de bac. coli à puissance toxinogène forte, il suffit de le propager dans les milieux de culture, de le laisser ainsi vieillir dans un laboratoire, dans des conditions qui lui sont défavorables, pour constater un affaiblissement graduel de la fonction toxinogène, jusqu'à la suppression, au moins apparente, de cette fonction [1].

S'il est vrai, selon la thèse que j'ai défendue dans un précédent chapitre, que le *bac. lactis aerogenes* et le bac. coli ne sont que deux races d'une même espèce, il importe de remarquer ici que leur principal caractère distinctif réside dans leur pouvoir fermentatif : le lactis aerogenes est doué d'une énergie de ferment plus considérable, caratérisée par une production plus abondante de gaz dans les cultures en milieux ordinaires. Mais ce caractère spécial du bac. lactis aerogenes n'est pas constant et absolu. Je rappelle ici ce que j'ai dû dire dans le chapitre relatif aux qualités physiques des cultures, en parlant des caractères macroscopiques qui résultent de la production de gaz dans les cultures de ce

---

[1] Il y a lieu de rapprocher ce résultat du fait semblable cité plus haut et observé par M. Selander avec le bacille du choléra-hog, qui n'est peut-être qu'une variété de bac. coli.

microbe : il peut subir, dans la série des cultures, une
modification telle, qu'il perde ce caractère distinctif, et que
ses cultures ne diffèrent plus de celles du bac. coli. Le
microbe décrit sous le nom de bac. lactis aerogenes n'est
donc, il est permis de le croire avec beaucoup de vraisemblance, qu'une des races du bac. coli, douée quant au pouvoir de ferment, du maximum d'énergie. En tout cas même
si l'on contestait ce rapprochement, le bac. lactis aerogenes,
considéré à part et comme espèce distincte, a montré des
oscillations de son pouvoir fermentatif, qui représentent un
exemple net de variations d'une fonction chimique.

C'est dans l'ordre des fonctions chimiques qu'existent les
différences les plus importantes entre le bac. coli et le bacille
d'Eberth. Or, il est permis d'interpréter ces différences par
des variations dans les fonctions chimiques d'une seule et
même espèce; en tout cas, cette interprétation mérite l'examen. Tout se passe, en fait de propriétés chimiques, comme
si le type *Eberth* était un *coli* affaibli; quelle que soit la propriété que l'on examine, on voit que la séparation n'est pas
franche et radicale.

Le bacille d'Eberth se distingue d'abord du bac. coli par
l'absence d'indol dans ses cultures. Or, on a vu que la production de l'indol dans les cultures de bac. coli n'était rien
moins que constante, et que certains échantillons de bacilles
s'identifiant avec le coli par certains caractères, avec l'Eberth
par d'autres, en réalité types de transition de l'un à l'autre,
donnaient, comme ce dernier, des cultures sans indol. Aussi
les partisans de la séparation radicale des deux microbes
n'attribuent-ils plus à ce caractère qu'une valeur restreinte.

Plus important est le caractère distinctif qui concerne la
propriété de ferment pour les sucres; mais il est loin d'être
aussi radical et absolu qu'on a voulu le dire tout d'abord.
On avait dit : « le bac. coli fait fermenter les sucres, le

bacille d'Eberth est sans action sur les matières sucrées. »
Ce n'était pas exact. En réalité ces deux microbes sont des
ferments des sucres; mais le pouvoir de ferment est un peu
différent pour l'un et pour l'autre. Ce pouvoir est moins actif
pour le bacille d'Eberth : la fermentation de la glycose par
ce bacille est moins intense qu'avec le bac. coli ; elle s'accompagne rarement d'un dégagement de bulles gazeuses.
En outre, la fermentation se fait suivant un mode généralement différent, en ce sens que l'acide produit n'est pas le
même : c'est habituellement de l'acide paralactique dextro-
gyre avec le bac. coli, de l'acide lévogyre avec le bacille
d'Eberth (Blachstein)[1]. Enfin, le bacille d'Eberth se montre
dénué d'action sur l'un des sucres, la lactose. C'est même
là le caractère distinctif le plus saillant : actuellement, c'est
lui qui est couramment utilisé pour reconnaître l'un ou
l'autre type; c'est aussi, peut-on dire, le dernier retranche-
ment des adversaires de la thèse que M. G. Roux et moi
avons émise et défendons. Or, ces différences peuvent fort
bien être considérées comme le résultat de variations naturelles d'une seule et même espèce. En effet, il a été dit plus
haut que le bac. coli pouvait présenter des oscillations très
marquées dans son pouvoir de ferment; et, d'autre part,
pour le bacille d'Eberth, il est probable que les divergences entre les observateurs relativement à l'activité du
pouvoir fermentatif de ce type tiennent à ce qu'il n'est pas
caractérisé par une activité fixe et invariable. Blachstein
a particulièrement insisté sur les oscillations de la puissance
chimique du bacille typhique, suivant l'état sous lequel on
le prend, notamment sur l'affaiblissement de cette puissance
par le vieillissement dans les cultures. Relativement à l'ac-

---

[1] La fermentation d'un sucre par les deux microbes réunis donnerait
lieu, d'après le même auteur, à la formation d'acide lactique dénué
d'action sur la lumière polarisée.

tion sur la lactose en particulier, le type *coli* est susceptible,
on l'a vu, de varier parfois d'une manière considérable ; et
d'autre part, le type *Eberth* peut n'être pas tout à fait inactif à l'égard de ce sucre, divers auteurs ayant admis qu'il
était capable d'une légère action sur lui, car il fabrique un
peu d'acide dans le petit lait (Pétruschky, Luksch). Quant
à la différence concernant le mode de la fermentation et la
nature de l'acide produit, la question est trop neuve pour
qu'on puisse savoir jusqu'à quel point on pourra observer
sous ce rapport des variations ; mais déjà on peut dire, comme
on l'a vu plus haut, que le type *coli* peut parfois donner
lieu à de l'acide lactique inactif ; et, d'autre part, si le
type *Eberth* fabrique ordinairement de l'acide lactique
lévogyre, ce peut être aussi (d'après Péré) de l'acide inactif.
D'ailleurs est-il un naturaliste qui admettra que le sens du
pouvoir rotatoire d'un acide produit dans une fermentation suffise à distinguer deux espèces, surtout lorsqu'on
sait fort bien qu'un même ferment figuré, et même le type
des ferments, la levure de bière, peut faire des fermentations selon un mode différent, non seulement suivant les
conditions actuelles en présence desquelles il se trouve,
mais encore suivant les variations qu'il a pu subir dans son
énergie chimique, et qu'il peut même être, par des conditions altérantes, destitué de son pouvoir fermentatif ?

Il est permis d'invoquer une autre différence entre le
bacille d'Eberth et le bac. coli dans l'ordre des fonctions chimiques. Les cultures de ce dernier se font remarquer par une
odeur désagréable, qui manque dans les cultures du premier.
Il y a là une matière odorante, de nature encore indéter-
minée, qu'on peut considérer comme résultant d'une fermentation, et qui est au moins plus abondante avec l'un
qu'avec l'autre. Mais ce caractère du bac. coli n'est pas
invariable : suivant les échantillons l'odeur des cultures est

plus ou moins accusée, et elle peut manquer presque complètement.

Quel que soit l'acte chimique que l'on considère, c'est toujours par une énergie moindre que le bacille d'Eberth se distingue. Aux dépens des matières albuminoïdes, il ne produit pas d'indol, ou seulement d'une manière inappréciable. Aux dépens des sucres, il fabrique moins d'acide et moins de gaz; en présence du sucre le plus difficilement fermentescible (lactose), il reste presque impuissant. Il ne forme pas, ou forme moins de principes odorants. La différence se retrouve dans le même sens dans tous les détails : il fabrique moins de principe alcalin, soit dans les milieux ordinaires, soit dans les milieux à asparagine (Ferrati); et, d'après Weyland, dans les milieux usuels, l'acide carbonique est produit en moindre quantité par le bacille d'Eberth que par le bac. coli. Jusqu'à présent, sous aucun rapport le bacille d'Eberth ne s'est montré doué d'une énergie supérieure à celle de son congénère : en tout, il apparaît comme un état affaibli du bac. coli; et toutes les différences que l'on note entre eux dans les fonctions chimiques peuvent s'expliquer par des variations d'une même espèce, variations dont le sens pour le type Eberth représente un état de déchéance.

En résumé, je crois qu'il y a une espèce microbienne qui englobe les types décrits sous les noms de bac. coli, de bac. lactis aerogenes, de bac. typhosus, et qui est susceptible de variations remarquables dans ses fonctions chimiques, et particulièrement dans sa puissance de ferment à l'égard des matières sucrées. Le type qui possède au maximum le pouvoir fermentatif est le bac. lactis, celui qui le possède au minimum est le bacille d'Eberth; ce sont là les deux extrêmes, entre lesquels se rangent une série de types réunis sous le nom de bac. coli et caractérisés par une véritable gamme d'activité chimique.

III

Je dois rappeler ici un phénomène qui, vu son apparence, a dû trouver place dans le chapitre précédent. On peut voir la fonction chromogène varier dans une même culture sur milieu solide, suivant les régions du terrain nutritif. C'est ainsi que, sur un même morceau de pomme de terre ensemencé avec le *bac. coli*, on peut avoir une végétation presque ou complètement incolore, à côté d'une végétation pigmentée, ou bien une culture dont la couleur n'est pas la même en tous les points. Le même phénomène peut être observé avec le *bacille pyocyanique* (Charrin), et avec le *bac. liquefaciens bovis* (Arloing).

IV

Quoique ce soit là un domaine encore peu exploré, les faits précédents suffisent à donner une idée d'ensemble des variations dans les fonctions chimiques des microbes, et me permettent de conclure que ces fonctions, même celles qui à première vue semblent, pour certaines espèces, être caractéristiques, sont loin d'être fixes et immuables. Mais il est essentiel de faire ici une distinction.

On voit d'abord que le phénomène par lequel se traduit telle ou telle fonction chimique peut, pour une même espèce microbienne, varier beaucoup suivant le milieu dans lequel se fait la culture; c'est-à-dire qu'un microbe peut subir dans ses fonctions des modifications en rapport avec les conditions actuelles du milieu.

En second lieu, on voit qu'une fonction peut être l'objet

de variations acquises et héréditaires : après avoir subi l'influence de certaines conditions physico-chimiques, une espèce se trouve modifiée de telle sorte que, si on la compare à la même espèce non modifiée, on les voit, quoique placées alors dans des conditions identiques, différer plus ou moins dans leurs fonctions chimiques. On peut voir ainsi diminuée ou supprimée, d'une manière permanente, une fonction chromogène, un pouvoir de ferment, la fonction qui aboutit à l'élaboration d'une substance toxique, etc. ; si bien que, en présence d'états variés d'une même espèce, on croirait tout d'abord avoir affaire à des espèces différentes.

Ces deux catégories de faits sont loin d'avoir le même intérêt. Il est juste de contester aux premiers la qualification de variations. Il est clair qu'une fonction exige, pour se manifester, certaines conditions indispensables : lorsqu'une fonction cesse de s'exercer par suite de l'absence des conditions nécessaires ou à cause de conditions actuelles défavorables, faut-il parler de variations ? le microbe peut avoir conservé intactes et intégrales ses propriétés, et être mis seulement dans l'impossibilité de les manifester pleinement. Il n'en est pas de même des faits de la seconde catégorie : lorsque, dans un même milieu, une même espèce fonctionne de manière différente, il est clair que les propriétés mêmes sont atteintes, le microbe a vraiment varié dans ses fonctions. Pour ces derniers faits seulement je crois qu'on peut parler à coup sûr de *variations fonctionnelles* proprement dites ; et je propose pour le premier groupe de phénomènes l'expression d'*inconstance des caractères fonctionnels*.

Il faut aussi rappeler la variété observée dans *une même culture*, au point de vue fonctionnel (tout au moins pour la fonction chromogène et pour le cas spécial des cultures sur milieu solide). J'ai dû considérer à part ce phénomène, parce que le déterminisme n'en est pas éclairci ; mais il y a des chances pour qu'il se rattache à l'une des catégories précédentes, vraisemblablement à celle des variations proprement dites.

Que dire des conditions qui président à ces variations dans les fonctions chimiques, de leur fréquence, de leur étendue, de leur signification ? L'étude en est si peu avancée, qu'il est difficile de formuler à cet égard avec quelque sûreté des propositions générales ; on peut cependant essayer d'exprimer quelques aperçus.

Il n'y a pas lieu de s'arrêter longuement sur les variations momentanées, celles qui, en rapport étroit avec les conditions actuelles de milieu, ne sont le plus souvent que des variations apparentes de fonctions. D'une manière générale, elles consistent en amoindrissement, extinction, restauration ou rehaussement d'une fonction chimique : un microbe caractérisé par un pouvoir chromogène, par l'élaboration d'un toxique, etc., végétera, dans un milieu donné, sans manifester sa propriété spéciale ; un autre, caractérisé par plusieurs fonctions chimiques, verra de préférence l'une ou l'autre d'entre elles amoindrie ou suspendue, suivant l'ensemble des conditions du moment. Mais tout se borne là ; et il ne faudrait pas croire que l'on puisse, par une influence de milieu, remplacer une fonction par une autre quelconque. Les conditions des phénomènes de cet ordre peuvent être très multiples et très variées : l'absence, dans le milieu de culture, d'un aliment déterminé nécessaire à l'élaboration du produit caractéristique, la présence d'un corps qui masque la réaction, une aération trop grande ou au contraire insuffisante, la réaction alcaline ou acide du milieu, un certain défaut ou excès de chaleur, et d'autres conditions analogues, peuvent avoir une grande influence pour faire varier, exalter, amoindrir, supprimer une fonction chromogène, fermentative ou toxinogène. Il est de toute

évidence qu'une fonction exige pour s'exercer un ensemble
de conditions physico-chimiques, et que l'absence de l'une
d'elles peut l'empêcher de se manifester. Mais ce qui n'est
pas évident, ce qui, ne pouvant être affirmé *a priori*, mérite
d'être signalé comme ressortant des faits, c'est que la suppression d'une fonction peut être le résultat d'une *condition dysgénésique*. On peut voir, en présence d'un excès
de chaleur, de lumière, au contact d'une substance antiseptique, une culture se faire, sans le phénomène chimique (formation de pigment, fermentation, etc.) qui, en l'absence de
cette condition, caractérise le microbe considéré ; en d'autres
termes, on peut voir une condition dysgénésique exercer
une influence plus marquée, plus évidente sur une fonction
chimique que sur la végétation, et anéantir cette fonction
tout en permettant la culture. Il est même permis de dire
que, si l'on désire porter une atteinte momentanée à une fonction chimique, c'est en mettant en œuvre une condition
dysgénésique, que l'on a le plus de chances de réussir. Il
est permis aussi, je pense, de conclure que c'est un phénomène commun : il faut s'attendre à observer très souvent
des modifications des fonctions chimiques en rapport avec
les conditions actuelles du milieu, autrement dit ce que
j'appelle l'inconstance des caractères fonctionnels. Mais, je le
répète, ces modifications, ces variations, si l'on veut, sont
fort limitées : c'est une utopie de penser qu'en variant le
milieu on pourra faire exécuter à un microbe des fonctions
chimiques quelconques, comme l'a cru certaine doctrine
microbiologique.

Les variations acquises dans les fonctions chimiques, ou
variations fonctionnelles proprement dites, ne consistent
pas dans la substitution à une fonction chimique d'une autre
fonction quelconque : tout se borne, là comme pour les modifications momentanées de caractères, à l'amoindrissement

ou au rehaussement, à l'extinction ou à la restitution d'une
propriété chimique ; en d'autres termes, pour employer
l'expression adoptée par M. Chauveau pour la fonction pathogène, et qui a aussi bien sa place ici, tout se borne à des
variations *ascendantes* ou *descendantes* d'une ou de plusieurs
fonctions qui caractérisent une espèce.

Ces variations sont-elles fréquentes ? est-ce un phénomène
répandu ? Si l'on borne son attention aux faits expérimentaux
actuels, on serait tenté de croire que non ; les faits de variations fonctionnelles réalisées dans des conditions déterminées
par l'intervention de l'expérimentateur sont encore peu
nombreux. Mais, si l'on songe que c'est d'hier seulement
que l'on s'applique à cette étude, sans compter qu'on a
commencé à le faire un peu avec l'idée préconçue que les
fonctions étaient relativement fixes, il est permis de penser
que les variations fonctionnelles qui se réalisent dans la
nature, en dehors de notre intervention, et dont beaucoup
même échappent encore à notre analyse, sont fort nombreuses et répandues. Je ne crois pas être téméraire en
affirmant que maints types microbiens, très semblables
morphologiquement, et différents par la fonction chimique,
pour ce motif séparés comme espèces distinctes, ne sont
que le produit de variations fonctionnelles dont nous pouvons espérer connaître le déterminisme, et que nous devons
aspirer à reproduire. En continuant à marcher dans cette
voie, où l'on vient seulement de faire les premiers pas, je
suis convaincu qu'on ne tardera pas à voir se multiplier les
exemples de variations fonctionnelles expérimentalement
démontrées.

La nature fait à la fois les variations *ascendantes* et les *descendantes ;* pour le moment, ce sont les dernières que nous
sommes le moins inhabiles à reproduire expérimentalement.
On a obtenu ce résultat en privant un microbe, d'une

manière prolongée, d'un certain aliment ; on l'obtient surtout par une méthode (dont le précédent moyen n'est peut-
être qu'un cas particulier), qui consiste à faire vivre et pulluler le microbe en présence d'une condition défavorable ou
dysgénésique. C'est là une méthode générale que l'on
retrouve à propos des variations de chaque caractère, et
aussi bien pour les modifications acquises que pour les
momentanées : de même que c'est en mettant un microbe en
culture dans des conditions dysgénésiques, qu'on réussit le
mieux à le voir pulluler dépourvu d'un de ses attributs d'ordre
chimique, de même c'est en faisant agir une condition
dysgénésique d'une manière prolongée sur le microbe, que
l'on a le plus de chances de porter une véritable atteinte à
l'une de ses propriétés, et de réaliser dans une fonction chimique une variation descendante proprement dite. Nous
sommes encore très inhabiles à provoquer des variations
ascendantes : il est permis de dire que c'est en donnant au
microbe ses aliments préférés, en l'entourant du meilleur
ensemble de conditions, que l'on aura le plus de chances
d'obtenir ce résultat ; pour certains microbes (pathogènes),
ce sera le passage par un organisme animal qui sera le plus
capable de revivifier une fonction chimique (chromogène,
fermentative, toxinogène, ou autre) amoindrie ou éteinte.

Lorsqu'on cherche à réaliser une variation fonctionnelle,
il faut compter avec les inégalités dans la résistance ou la
tolérance des différents éléments d'une même culture (phénomène sur lequel je reviendrai dans le chapitre suivant),
et songer que, à un moment donné de l'opération, certains
éléments pourront avoir subi d'une façon plus ou moins
marquée la variation recherchée, tandis que d'autres ne
seront pas modifiés. C'est ainsi que (j'en ai cité des exemples)
la propriété chromogène peut, dans une culture soumise à
une influence dysgénésique, être conservée chez certains

éléments, diminuée ou éteinte chez d'autres. Cette particularité est moins connue pour les autres fonctions ; mais il est
probable que, si on la cherchait attentivement, on l'y
retrouverait.

Il me paraît démontré que toute variation dans une fonction chimique, du moins telle qu'on la réalise expérimentalement, témoigne d'oscillations dans l'énergie physiologique
totale de l'être, une variation descendante, par exemple, étant
la manifestation d'une certaine déchéance, ou, si l'on veut,
d'un affaiblissement. Cela ne veut pas dire que la variation, en
un certain sens, d'une propriété entraîne nécessairement une
variation aussi marquée dans toutes les autres, mais seulement que, en présence par exemple d'une variation descendante d'une fonction, si l'on analyse les autres caractères du
microbe, on doit trouver d'autres signes d'affaiblissement,
soit un défaut de résistance, soit une diminution de végétabilité, soit une variation d'une autre propriété, moins marquée si l'on veut, mais dans le même sens que la première.
Cela veut dire surtout qu'une variation en un certain sens
d'une fonction ne peut pas s'accompagner d'une variation
en sens inverse d'une autre, ce cas, à mon avis, paradoxal,
n'ayant jamais été expérimentalement réalisé.

Il est légitime d'appliquer aux variations *naturelles* des fonctions chimiques les enseignements donnés par les variations
artificielles. Sans doute, on est là sur un terrain qui prête largement à l'hypothèse. En ce qui concerne le déterminisme, il
est probable que les conditions dysgénésiques, ou au contraire
bienfaisantes, jouent un rôle considérable, sinon unique, dans
la production des variations descendantes ou ascendantes.
Eu égard à la signification du phénomène, je suis porté à
croire que les variations naturelles elles-mêmes sont des
résultantes d'oscillations dans la force ou l'énergie physiologique. Sans doute, la preuve n'en est pas faite ; mais, à

défaut de preuve du contraire, n'est-il pas juste de transporter aux phénomènes naturels la formule qui me paraît
s'appliquer aux variations artificielles ou expérimentales ?

Il serait intéressant, considérant chaque fonction en particulier, de les comparer quant à leur variabilité, et quant
aux conditions des variations de chacune d'elles. Mais cet
examen serait prématuré : je ne crois pas que, dans l'état
actuel de la science, il soit possible de formuler un jugement
-sérieux sur ce point.

La donnée fondamentale qui doit ici être bien mise en
relief, c'est que les fonctions chimiques des microbes ne
présentent ni une fixité absolue, ni une variabilité indéfinie.
Chaque fonction d'une espèce donnée est susceptible de
subir, même assez facilement, des oscillations ascendantes
ou descendantes ; mais ce serait une erreur de croire qu'une
fonction peut être remplacée par une autre quelconque.
L'école de Nægeli enseignait qu'un microbe, sous l'influence
des changements de milieu, peut varier d'une manière
illimitée, et se présenter avec les attributs fonctionnels les
plus divers ; que « le même schizomycète vivrait, tantôt dans
le lait et formerait de l'acide acétique, et tantôt sur la viande
produisant ainsi la putréfaction ; plus tard, enfin, dans le
vin où il engendrerait de la gomme, dans la terre où il ne
provoquerait aucune fermentation, et dans le corps humain
où il déterminerait l'apparition d'une maladie quelconque. »
(Nægeli, d'après Arloing, *Les Virus*). C'était une exagération
considérable : la variabilité des fonctions est incontestable,
mais elle est limitée.

Chaque espèce microbienne possède, dans son état complet,
un certain ensemble de fonctions ; mais fréquemment elle
se présente sous des états où l'une ou l'autre de celles-ci
est amoindrie, réduite dans son activité, ou annulée. Tout
se borne là ; et il n'y a pas substitution, à une fonction,

d'une autre fonction quelconque. Même lorsqu'une fonction est suspendue, c'est une suppression plus apparente que réelle : la propriété persiste, latente, endormie, prête à se réveiller sous l'influence de certaines conditions qui pourront lui rendre son degré parfait. En somme, il faut admettre une variabilité limitée, se bornant à des oscillations ascendantes et descendantes des propriétés fonctionnelles dont un certain ensemble représente l'état parfait d'une espèce ; mais il faut repousser la doctrine de la variabilité indéfinie des fonctions.

Que faut-il conclure de ce qui précède relativement à la valeur des attributs fonctionnels en tant que caractères d'espèce? On vient de voir que les variations de ces attributs obéissent à un déterminisme rigoureux ; que, le plus souvent, pour être accentuées, elles exigent l'intervention de conditions altérantes. D'autre part, elles sont loin d'être indéfinies et illimitées : consistant en affaiblissement ou renforcement d'une ou de plusieurs fonctions, elles réalisent, en somme, pour chaque espèce, à côté du type parfait et normal, un nombre indéterminé de variétés ou de races ayant le plus souvent la signification de types fonctionnellement dégénérés. Par conséquent, les attributs fonctionnels gardent une valeur comme caractères d'espèce. Mais il est clair que cette valeur est considérablement amoindrie par l'étendue et surtout la fréquence des variations ; à tel point que la thèse qui élève les attributs fonctionnels à la place d'honneur dans la hiérarchie des caractères spécifiques, dans le monde des microbes, leur assignant une signification supérieure à celle des caractères tirés de la morphologie et de l'évolution, me paraît hasardée et discutable ; sans compter qu'elle se heurte à des critiques d'ordre général. Un examen plus approfondi de cette question aura mieux sa place à la fin de ce travail.

Une autre question capitale a été posée à propos des variations dans les attributs fonctionnels : c'est celle des transformations spécifiques. Je viens, dans l'examen de la question précédente, de trancher celle-ci incidemment : je crois devoir, je l'ai déjà dit, n'entrer dans une discussion à ce sujet que dans la seconde partie de cette étude, après avoir pris une idée générale de toutes les variations microbiennes.

CHAPITRE IV

VARIATIONS DE DIVERS CARACTÈRES BIOLOGIQUES

Dans la description d'une espèce microbienne, on voit souvent compter, au nombre des caractères qui la définissent, la manière dont elle supporte certaines conditions physiques ou chimiques délétères (chaleur, lumière, substances anti-septiques, etc.). J'ai fait remarquer qu'on pouvait utiliser, pour reconnaître un microbe, la recherche des tempéra-tures-limites au delà ou en deçà desquelles sa pullulation ne se fait plus. Aussi, quoique le naturaliste n'ait pas coutume de chercher là la variabilité, je crois devoir donner une men-tion à ces caractères et à leurs variations.

C'est d'abord le *degré de résistance* à certaines causes de destruction, à la chaleur, à la lumière, à telle ou telle substance antiseptique, qu'on invoque quelquefois pour distinguer une espèce d'une autre. Eh bien, pour une même espèce, ce degré de résistance peut varier dans une large mesure[1]. Il varie notamment suivant l'âge des cultures : en chauffant à une même température deux cultures, l'une jeune, l'autre vieille de plusieurs jours, du même microbe, on peut voir la seconde être détruite et la première résister[2]. La résistance varie, dans une seule et même culture pure, suivant les individus ; en d'autres termes, il y a, dans une même espèce, de notables différences individuelles : une culture d'un microbe quelconque étant exposée à la chaleur, à la lumière, à l'acide carbonique (Frænkel), ou à une substance antiseptique quelconque, il est possible, en y mettant du soin, de saisir une phase dans laquelle les éléments microbiens vivants n'ont pas encore tous disparu, mais ont diminué de nombre, certains individus étant tués, alors que d'autres ont subi dans leur vitalité une atteinte plus ou moins avancée. Mais voici un fait plus intéressant : on peut, en soumettant des éléments microbiens à une condition déterminée, leur imprimer une modification telle, que les spores que produiront ces éléments ne posséderont plus au même degré la résistance que l'on est habitué à leur trouver et qui les caractérise : le *bac. anthracis*, chauffé à 47 degrés à l'état bacillaire ou filamenteux, donne des spores qui se

---

[1] Faut-il rappeler qu'il varie considérablement, suivant l'état physique des éléments microbiens que l'on expose à la condition délétère (un même microbe étant beaucoup plus résistant à l'état sec qu'à l'état humide), et suivant le stade de l'évolution physiologique (l'état de spore supportant des températures et des doses d'antiseptiques que ne supporte pas l'état adulte) ; à tel point que, lorsque l'on veut se servir de ce caractère pour reconnaître une espèce, on se tromperait complètement si l'on ne tenait compte de ces faits?

[2] On peut même voir les éléments jeunes d'un microbe proliférer à une certaine température, qui tue les éléments vieillis de la même espèce. Ainsi, j'ai vu le *staphylococcus pyogenes* pulluler à 41 degrés, et cependant les cultures terminées de ce même microbe mourir assez vite à cette température ; de même pour le *bac. coli* à la température de 45 degrés.

distinguent des spores ordinaires du même microbe par une grande sensibilité à la température de 80 degrés (Chauveau). Ou bien, une espèce microbienne qui a été soumise à certaines influences altérantes peut en conserver une modification dans sa résistance, un amoindrissement qui se transmet héréditairement aux générations successives, sous la forme d'une race affaiblie. Je considère comme un exemple de ce phénomène le *bacille d'Eberth* comparé au *bac. coli* : si on détermine comparativement la résistance de l'un et de l'autre de ces types microbiens à l'égard du chauffage, de l'action des antiseptiques, etc., on reconnaît une légère différence à l'avantage du bac. coli; selon la thèse lyonnaise, le bac. coli subit dans l'organisme du typhique une modification d'où résulte une race, le bacille d'Eberth, caractérisée entre autres différences par un amoindrissement de sa résistance aux agents destructeurs. Une autre particularité intéressante consiste en ce qu'un même microbe peut se comporter d'une manière différente en présence des agents destructeurs, suivant qu'il sort de l'organisme animal, ou qu'il a été propagé en culture *in vitro* : le *bacille tuberculeux* cultivé supporte moins bien les antiseptiques que celui que l'on retire d'une lésion tuberculeuse (Yersin); il en serait de même, d'après Monot, du *bac. anthracis*, à l'égard de la lumière ou de la dessiccation.

Il importe de considérer à part, comme étant plus important que le degré de résistance à la destruction, le caractère tiré des *limites des températures* en présence desquelles peut se faire la culture, ou des *doses d'un antiseptique* donné qui permettent la végétation.

Les espèces microbiennes se distinguent les unes des autres par des différences considérables dans l'échelle des températures compatibles avec leur pullulation, en d'autres termes dans les températures-limites au delà ou en

deçà desquelles elles ne peuvent plus se cultiver. Ce caractère, qui a, je crois, une certaine importance, et qu'on peut
certainement utiliser pour reconnaître une espèce, n'est pas
absolu ; les températures-limites, pour une espèce donnée,
ne sont pas complètement fixes.

C'est ainsi que, pour le *bac. anthracis*, qui donne encore
des cultures à 42-43 degrés, on peut, précisément en le
cultivant à cette température, lui imprimer une modification
telle qu'il devienne incapable d'y végéter.

Le *pneumocoque*, règle générale, ne se cultive pas à
20 degrés. Kruse et Pansini auraient vu quelques échantillons
ou variétés de ce microbe, surtout après un entretien prolongé dans le laboratoire, pouvoir donner des cultures à
20 degrés, même à 18 degrés.

Le *bac. coli* et le *bacille d'Eberth* nous fournissent encore
ici un intéressant exemple ; et les faits qui se rapportent à
ces microbes auraient suffi, il me semble, à justifier ce chapitre. Le bac. coli peut se cultiver à des températures relativement élevées, jusqu'à 46 degrés ; c'est là un des caractères
remarquables de ce microbe, et, pour ma part, je le mets
journellement à profit pour reconnaître cette espèce. Mais
cette température-limite n'est pas absolument constante et
fixe. On peut la modifier expérimentalement: en soumettant
ce microbe à un chauffage un peu énergique, j'ai pu lui
imprimer une modification physiologique telle que, végétant
encore à 41 degrés, il était devenu incapable de pulluler à
45 degrés. D'autre part, on observe quelques variations
naturelles, c'est-à-dire que, suivant les échantillons de bac.
coli que l'on étudie, on trouve qu'ils peuvent présenter une
différence sensible (1 ou 2 degrés) dans leur température-
limite supérieure. Considérant le bacille d'Eberth comme
une variété du bac. coli, je dois dire ici qu'il y a entre eux
une légère différence au point de vue de leur tempéra-

ture-limite. Tandis que le bac. coli, non modifié expérimentalement, tel que le fournit l'organisme humain, se cultive
habituellement bien à 45 degrés, et même un peu à 46 degrés,
le bac. d'Eberth demande que la température ne dépasse
pas 45 degrés, et certains échantillons ne s'accommodent
pas d'une chaleur supérieure à 44 degrés, et même, pour
peu qu'ils aient un peu souffert, ne pullulent pas à cette
température. Si donc le bacille d'Eberth dérive du bac. coli,
il a subi, entre autres variations, une légère modification
dans ce caractère relatif à la température-limite. D'ailleurs,
l'imparfaite fixité de ce caractère, lorsqu'on considère l'un ou
l'autre isolément, s'oppose à ce qu'on considère la légère
différence qui existe entre eux à ce point de vue comme une
différence capitale ; et j'ajoute que je place le très grand rapprochement de leur température-limite supérieure au nombre
des caractères que G. Roux et moi invoquons en faveur de
notre thèse.

On cherche aussi un caractère différentiel entre les espèces
microbiennes dans la proportion d'un corps antiseptique
donné que peut contenir le milieu de culture sans empêcher
la végétation. Or, cette tolérance est sujette à un peu varier :
et on peut voir une espèce microbienne modifiée de telle
sorte que celle-ci soit diminuée ou au contraire accrue,
suivant les influences qu'elle aura préalablement subies. Un
microbe qui a souffert peut voir diminuer sa tolérance :
c'est ainsi que la tolérance remarquable qu'affecte le *bac.
coli* à l'égard de la présence de l'acide phénique dans son
milieu de culture est un peu moindre dans la variété ou race
bac. d'Eberth. Inversement, un microbe peut, d'après
Kossiakoff, si on le cultive dans des milieux additionnés
d'une proportion d'abord très faible, puis croissante, d'un
antiseptique, s'accoutumer pour ainsi dire à celui-ci, et arriver à se cultiver en présence d'une proportion qui, pour le

microbe non accoutumé s'oppose à la végétation. Toutefois, l'écart n'est pas très considérable : la dose limite varie, par exemple, avec le *bacillus anthracis* de 1/20.000 à 1/14.000 de sublimé, de 1/259 à 1/143 de borate de soude, de 1/167 à 1/125 d'acide borique.

Un microbe peut encore varier dans son aptitude à se cultiver sur tel ou tel milieu nutritif. Par exemple, le *bacille tuberculeux* tiré d'une lésion de tuberculose humaine se cultive très difficilement sur gélose glycérinée; il arrive à bien mieux s'en accommoder après avoir passé par des cultures sur sérum de sang. Tandis que la plupart des variétés de *pneumocoques* réclament une réaction alcaline marquée du milieu de culture, quelques échantillons, même doués de virulence, poussent sur des milieux nutritifs neutres ou même légèrement acides (Kruse et Pansini).

On voit donc que ces caractères, tirés de la résistance aux agents destructeurs, ou de la tolérance à l'égard de la chaleur et des antiseptiques, ou de la convenance de tel ou tel milieu nutritif, sont sujets à varier, non seulement individuellement, mais aussi, et c'est le seul point qui nous intéresse ici, d'une manière transmissible et héréditaire; de telle sorte que, pour une même espèce, on peut avoir, à côté du type normal, des types modifiés, comme des races, qui se distinguent de lui, par exemple, par une légère différence dans les limites des températures en présence desquelles il peut végéter, ou dans la proportion d'un antiseptique donné compatible avec la culture.

D'après les exemples cités, ces variations peuvent survenir dans deux conditions distinctes. A la suite de l'intervention d'une influence délétère, le microbe voit diminuer sa résistance ou sa tolérance; et, dans ce cas, les variations de ces caractères sont en rapport avec des oscillations de la vitalité, c'est-à-dire que l'on a, à côté du type doué de toute sa force, des races affaiblies ou dégradées. C'est là le cas le plus commun; mais il peut en être autrement. A en croire les faits étudiés par M. Kossiakoff, et celui que j'ai cité concernant le bacille de la tuberculose humaine, on peut voir un microbe accroître sa tolérance à l'égard d'un agent délétère, précisément par suite de la culture en présence de cet agent. Il s'agirait là d'un phénomène auquel il est difficile de donner la même interprétation qu'au précédent : la variation fonctionnelle semble ici être le résultat d'une accoutumance ou, si l'on veut, d'une adaptation.

Il faut compter avec ces données dans l'utilisation que l'on peut faire de ces caractères pour reconnaître les espèces microbiennes; il est permis de les interroger, mais avec discernement, et en ne leur accordant pas une valeur absolue.

CHAPITRE V

VARIATIONS DE LA FONCTION PATHOGÈNE

Il est une propriété des microbes particulièrement intéressante, c'est celle en vertu de laquelle ils s'attaquent à l'organisme animal, et, soit qu'ils pullulent à sa surface, soit que, plus souvent, ils le pénètrent et l'envahissent, y provoquent des désordres anatomiques et des troubles physiologiques, c'est-à-dire la maladie plus ou moins grave, et même la mort : c'est la propriété pathogène, en d'autres termes le pouvoir infectieux ou virulent. Outre l'attrait que présente l'étude purement scientifique de cette propriété, elle a pour la vie humaine de si graves conséquences, qu'elle acquiert à un point de vue souverainement pratique une importance hors de pair. Aussi n'est-il pas étonnant que la propriété pathogène ait plus que toute autre, dès le début et d'une façon soutenue, fixé l'attention, et qu'elle ait suscité de nombreuses investigations des variations dont elle peut être l'objet[1].

---

[1] A vrai dire, la fonction pathogène n'est sans doute au fond qu'une fonction chimique. Il est cependant nécessaire de la considérer à part ;

I

De même que, par un simple changement dans la composition du milieu ou dans les conditions physiques de la
culture, on voit une fonction chimique se modifier ou se
suspendre, de même la fonction pathogène s'exerce de
manières très diverses suivant les conditions mêmes en présence desquelles elle se trouve. Lorsque, par exemple, un
microbe très dangereux pour une espèce animale se montre
d'activité très différente ou même inoffensif sur une autre
espèce, ou bien lorsque, sur une même espèce, il détermine
des troubles bien différents suivant diverses conditions
extrinsèques, ce phénomène ne présente-t-il pas une certaine
analogie avec celui qui consiste dans la suspension tempo-
raire d'une fonction chimique en rapport avec des conditions
modificatrices actuelles?

En variant le milieu organique, on voit un même microbe
pathogène réaliser des phénomènes morbides très dissemblables. La différence porte le plus souvent sur l'*intensité*
des effets infectieux. Ces variations d'intensité se présentent

car, par les procédés d'étude et par ses conséquences, elle est très spéciale. Il est vrai aussi que le pouvoir pathogène n'est pas une propriété
simple et unique : non seulement, il varie, d'un microbe à l'autre,
dans ses caractères et dans sa nature ; mais encore, pour un même
agent infectieux, c'est, fréquemment du moins, une chose complexe,
une résultante de fonctions multiples. Néanmoins, l'analyse que l'on
en poursuit étant loin d'être achevée et ne permettant pas encore de
préciser et de classer les divers éléments constituants de ce qu'on
appelle la fonction pathogène, force est bien encore de la considérer
comme une fonction simple, et de lui consacrer un chapitre particulier.

fréquemment avec des caractères vraiment remarquables, et même surprenants : un agent virulent extrêmement meurtrier pour une espèce animale se montre tout à fait inoffensif pour une autre espèce, parfois très voisine de la première. C'est ainsi que le virus de la septicémie gangréneuse, d'une activité redoutable pour le cheval, l'âne, le cobaye, reste sans action sur le bœuf ; c'est ainsi encore que le virus du charbon symptomatique, terrible pour le bœuf, les petits rumi-· .nants, le cobaye, est relativement bénin pour le lapin, et paraît jusqu'à présent sans action sur l'homme, etc., etc. L'observation séculaire a tellement habitué le médecin à ces faits qu'ils ont presque cessé de nous étonner.

Ce n'est d'ailleurs pas seulement par l'intensité, c'est aussi par la qualité ou la modalité de ses effets que varie la fonction pathogène suivant le milieu organique. Un même microbe détermine, chez deux espèces animales différentes, des phénomènes morbides dont les allures sont tellement dissemblables, qu'on ne peut s'empêcher de prononcer le mot de maladies différentes, et qu'au premier aspect on croirait avoir affaire à deux agents infectieux bien distincts[1].

Il n'est même pas nécessaire qu'un microbe change de milieu organique pour varier ses effets. Dans une même espèce animale, les effets pathogènes d'un même agent varient aussi, soit dans leur intensité, soit dans leur modalité, selon diverses conditions indépendantes de son degré d'activité, suivant qu'on l'introduit par telle ou telle voie, suivant qu'on le fait pénétrer en plus ou moins grande quantité, suivant que l'organisme infecté réagit de telle ou telle manière. Un même microbe fera de l'érysipèle ou un phlegmon suivant son mode

---

[1] Par exemple, l'accident déterminé chez l'homme par le bac. anthracis (pustule maligne) diffère singulièrement du processus morbide provoqué par le même microbe chez le lapin et le cobaye.

d'implantation. Le bacille du charbon symptomatique, qui, inséré sous la peau du bœuf, détermine une lésion locale très ·grave, ne produit le plus souvent rien de semblable chez la même espèce, lorsqu'on l'injecte dans le sang. Le virus de la rage, si redoutable lorsqu'on l'introduit par une trépanation à la surface du cerveau, reste souvent sans effet dangereux, et peut se borner à produire l'immunité, si on le fait pénétrer sous la peau, ou si on l'injecte dans le sang. En variant la quantité introduite, on peut voir un même agent infectieux, tantôt produire au maximum les effets qui le caractérisent, tantôt des troubles moins graves, ou même, sans désordre apparent, seulement l'immunité. Suivant l'état physiologique dans lequel se trouve l'organisme attaqué et dont dépend le mode de réaction, un même microbe pourra provoquer une affection générale sans localisation (septicémie) ou un trouble anatomique localisé, une maladie rapide et grave ou un désordre plus prolongé et curable, etc.

Ces faits prêteraient à des développements considérables ; mais le cadre de mon sujet me commande de me borner à ces brèves indications. En effet, ces phénomènes ne représentent pas, à vrai dire, des variations de la propriété pathogène. Ce sont les conditions extrinsèques aux microbes qui commandent ici leurs effets de manière à simuler des variations de propriétés. J'ai cru toutefois devoir donner à ces faits une mention, pour deux raisons : d'abord, c'est qu'il existe une analogie évidente entre eux et ceux qui consistent dans la suppression ou la variation d'une fonction chimique en rapport étroit avec une condition actuelle de milieu ; le second motif, plus important, c'est qu'il peut y avoir une ressemblance absolument trompeuse entre ces variations apparentes de la propriété pathogène et des variations vraies, à tel point que souvent il est extrêmement difficile de décider, en présence d'une dissemblance dans les effets morbides d'un même agent infectieux, si celle-ci dépend de conditions extrinsèques, ou bien s'il faut invoquer une variation dans la propriété même de cet agent.

II

L'observation faisait depuis longtemps soupçonner qu'un agent virulent est susceptible de certaines variations dans son activité. Mais, outre que cette notion manquait de précision, elle attendait sa démonstration ; et l'on était loin, d'ailleurs, de prévoir toute l'étendue du phénomène.

L'ère des connaissances scientifiques sur la variabilité du pouvoir pathogène des microbes s'ouvre avec la mémorable découverte de M. Pasteur. Ce fut une véritable émotion dans le monde scientifique, lorsque l'illustre savant annonça à l'Académie des sciences qu'il était parvenu à rendre bénin un agent virulent très actif, et qu'il pouvait le propager en cultures avec tel degré d'activité qu'il désirait. C'eût été déjà bien beau d'abaisser l'activité pathogène d'une dose donnée d'un virus ; mais, pouvoir propager l'agent virulent sous un nouvel état, que dis-je sous une série d'états à virulence diverse, en faire comme autant de races (sinon d'espèces) *à propriétés spéciales* auxquelles on pourrait demander des effets préservateurs, cela parut un tel triomphe, que l'étonnement fit bientôt place à l'enthousiasme. Au point de vue pratique, le fait était plein de promesses pour la préservation des maladies infectieuses. Au point de vue théorique, on apprenait que la virulence n'est pas cette propriété intangible que l'on avait crue ; et l'on allait jusqu'à penser qu'on avait enfin, dans le domaine des infiniment petits, réalisé une mutation d'espèces.

Depuis lors, les faits de variations dans la propriété pathogène se sont multipliés à l'infini. De plus, ils se sont présentés avec des allures diverses que ne faisaient pas soupçonner les premiers exemples connus. En d'autres termes, on peut distinguer plusieurs modes dans les variations de cette propriété ; de telle sorte qu'il est nécessaire, pour une description analytique, d'établir plusieurs catégories de faits.

Je commencerai par étudier les faits les moins complexes, qui consistent purement et simplement en variations d'intensité dans l'activité pathogène, variations dont le sens est absolu, c'est-à-dire indépendant de l'espèce animale qu'on prend pour réactif.

Puis j'examinerai si la variation d'intensité ne peut pas être, dans un cas donné, de sens différent suivant l'espèce animale sur laquelle on l'éprouve.

Enfin, je chercherai si, à côté des variations dans le degré ou l'intensité de la fonction pathogène, il ne faut pas admettre aussi des variations dans la qualité ou la modalité de cette fonction.

Les microbes pathogènes sont susceptibles de variations étendues dans l'*intensité* de leur propriété infectieuse. Ils peuvent en être destitués complètement, en apparence au moins ; l'ayant perdue, ils peuvent la récupérer. Bien plus, entre l'activité maxima avec laquelle nous pouvons le trouver dans la nature ou le préparer nous-mêmes, et d'autre part la perte complète de cette activité, le même microbe pathogène peut affecter une série d'états intermédiaires de virulence : c'est une gamme, ou plutôt une pente insensible qu'il peut parcourir, soit dans le sens descendant (atténuation), soit dans le sens ascendant (exaltation). L'atténuation se manifeste de différentes manières, suivant qu'elle est plus ou moins avancée : à un degré peu accentué, on observe, dans un lot d'animaux sensibles à l'agent virulent considéré, et sur lesquels on l'éprouve, la survie d'un certain nombre d'individus ; avec une atténuation plus marquée, l'effet mortel est supprimé, les troubles morbides sont devenus bénins. Ces troubles produits par le virus atténué peuvent avoir seulement diminué d'intensité, mais conserver leur allure ordinaire ; dans d'autres cas plus curieux, les troubles morbides sont non seulement moins graves, mais d'allure différente : l'atténuation peut simuler une variation dans la qualité même de l'agent infectieux, dans la modalité de sa virulence. Il arrive souvent, non pas toujours malheureusement (cela dépend de la nature du virus), que ces effets morbides affaiblis laissent après eux un résultat bienfaisant, l'immunité, plus ou moins complète, plus ou moins durable, à l'égard du même agent virulent doué de toute sa puissance. Le virus peut avoir perdu toute activité pour une espèce animale qui fait cependant partie de son domaine zoologique, mais tuer encore très bien des espèces douées pour lui d'une réceptivité plus forte ; mais s'il fait un pas de plus dans l'atténuation, il devient inoffensif même pour les sujets les plus sensibles. En présence d'un microbe pathogène amené à cet état d'atténuation complète, puisqu'il ne peut plus se propager dans l'organisme animal, on n'a d'autre ressource, pour s'assurer qu'il est seulement atténué, et non pas mort, que d'avoir recours à la culture artificielle. Par conséquent, pour un agent infectieux qui ne se prête pas à la culture, on peut se trouver dans l'impossibilité de distinguer l'atténuation complète de la mort de cet être. Il peut se faire cependant, dans quelques cas, que l'agent virulent, quoique atténué au maximum, manifeste encore par un certain effet sa vie dans l'organisme animal lui-même : il peut avoir conservé un certain pouvoir immunifiant ou vaccinal, qui a, pour ainsi dire, survécu au pouvoir pathogène. S'il s'agit d'un agent infectieux qui ne possède pas habituellement ce pouvoir immunifiant, le microbe dans l'état d'atténuation complète ne différera plus en apparence d'un microbe non pathogène ou saprophyte.

Ces variations dans le degré de l'activité pathogène, la nature nous les fournit parfois toutes réalisées ; souvent, ignorant leur déterminisme, nous nous bornons à les constater, sinon à les mettre à profit. Mais, et c'est là le beau côté de la question, ce ne sont pas seulement des curiosités naturelles ; l'expérimentateur a appris à les provoquer. On réalise à volonté l'atténuation et l'exaltation : on force un agent pathogène à descendre ou à remonter la pente de la virulence ; on la supprime, on la restitue lorsqu'elle paraît entièrement perdue. Dans certains cas, trop rares encore, on peut régler ces variations avec une assez grande précision, se procurer des virus sous tel état d'activité que l'on désire, et en faire des agents bienfaisants, dont on utilise les propriétés immunifiantes pour prémunir l'organisme contre leurs congénères normalement actifs.

On ne compte plus les cas dans lesquels on a constaté des variations dans l'activité pathogène. Je ne peux avoir la prétention d'en passer en revue même une partie notable. Il suffira d'ailleurs, pour donner une idée du déterminisme de ces phénomènes et permettre d'en faire une étude d'ensemble, de signaler quelques exemples choisis parmi les principaux.

Le virus du *choléra des poules* a pour lui l'intérêt d'avoir ouvert la voie. C'est sur lui que M. Pasteur a découvert l'atténuation des agents virulents. L'atténuation dans ce cas s'est faite par un moyen qui nous paraît simple aujourd'hui. Par le seul vieillissement d'une culture en bouillon, l'air étant présent dans le récipient, on voit bientôt se manifester dans le pouvoir pathogène un affaiblissement qui progresse alors de jour en jour. Ce qu'il y a de plus remarquable, c'est que, si l'on recueille un peu de cette culture dans le cours de cette période d'atténuation graduelle, pour ensemencer avec elle des cultures-filles que l'on propage en séries, chaque culture-fille reproduit le degré de virulence que possédait la culture-mère le jour de la prise de semence ; l'atténuation se retrouve et s'entretient aux divers degrés dans les séries respectives. Disons, au moins pour la commodité du langage, qu'on peut avoir un nombre indéfini de .races, caractérisées chacune par un degré spécial de pouvoir pathogène. L'atténuation produite dans là culture du microbe du choléra des poules, par le fait seul du vieillissement en présence de l'air, est donc héréditaire : elle se transmet par voie de génération. Lorsque cet agent virulent est destitué de son activité au point de ne plus pouvoir pulluler dans l'organisme de la poule, M. Pasteur a vu qu'il tue encore les petits oiseaux, et qu'il suffit de le faire passer plusieurs fois de suite par ces derniers, pour lui rendre peu à peu sa virulence à l'égard de la poule. Après lui avoir fait parcourir la pente de la virulence de haut en bas, on la lui fait reprendre en sens inverse ; on lui fait en un mot subir la variation descendante, puis la variation ascendante.

Le microbe pathogène qui a donné lieu aux faits de variations de l'activité virulente les plus multipliés et les plus étudiés, et aux résultats pratiques les plus brillants, c'est le microbe de la fièvre charbonneuse ou splénique, ou sang de rate *(bacillus anthracis)*.

Le premier, Toussaint réalisa l'atténuation de cet agent virulent, soit en chauffant à 55 degrés le sang d'un animal mort du charbon, soit en le soumettant à l'action de l'acide phénique. Puis, M. Pasteur en fit une atténuation remarquable, qu'il put immédiatement appliquer à la pratique. Dans la méthode de M. Pasteur, le bac. anthracis est mis en culture à la température de 42 - 43 degrés ; il pullule sans

former de spores, et il suffit alors de laisser cette culture
sans spores exposée à la température dysgénésique (en présence de l'air), pour voir au bout de peu de jours se dessiner
une atténuation, qui s'accentue graduellement, et qui présente aussi ce caractère si remarquable de se perpétuer dans
les cultures-filles aux degrés qu'elle affecte aux moments des
prises de semence. On peut avoir ainsi, fixés comme dans
autant de races, des degrés d'activité multiples : on a par
exemple un bac. anthracis qui ne tue plus que les très petits
rongeurs, ou même arrive à être inoffensif pour eux ; on en
obtient un autre (c'est l'un des plus précieux) qui tue tous les
rongeurs, mais respecte bien les moutons, etc. La conservation du degré initial de virulence n'est pourtant pas parfaite. Elle se trouve un peu en défaut de deux manières :
une culture de virus atténué, purement et simplement conservée dans le laboratoire, arrive à s'affaiblir, l'atténuation
s'y accentue ; d'autre part, il peut y avoir aussi dans la série
des cultures une lente accentuation de l'atténuation. En
outre, on peut observer des inégalités dans une même
culture, attestées par ce fait, que, dans des lots d'animaux
qui subissent les inoculations préventives de virus atténué,
quelques-uns de temps en temps sont tués, d'autres ne sont
pas rendus réfractaires.

M. Chauveau a réalisé l'atténuation du bac. anthracis par
des méthodes diverses. La première méthode est inspirée du
fait de Toussaint : on soumet du sang charbonneux ou une
culture sans spores (obtenue à la température de 42 degrés) à
un chauffage relativement énergique (50 degrés ou des températures voisines), qui ne permet pas à la pullulation de se
faire, et qui est d'ailleurs de courte durée. Le résultat est de
la sorte médiocre : les éléments soumis au chauffage sont
atténués, mais ce n'est guère qu'une atténuation individuelle ;
car, si on les fait pulluler en culture, ils récupèrent, ou plutôt

leurs descendants récupèrent la plus grande partie de l'activité virulente perdue. M. Chauveau a obtenu un résultat
meilleur en chauffant, non plus le microbe à l'état de
filaments, mais ses spores, surtout en agissant sur ces spores
qui naissent des filaments chauffés, et qui, ayant recouvré
la plus grande partie de la virulence, sont néanmoins plus
sensibles que les spores normales à l'influence de la chaleur.
La température de 88 degrés, appliquée à ces spores, en détermine l'atténuation, qui est d'autant plus accentuée que
l'exposition à cette température est plus prolongée ; l'atténuation de ces spores est fixée et se transmet à leurs rejetons.

La principale méthode de M. Chauveau emploie, comme
condition atténuante, l'oxygène comprimé. Des cultures de
bac. anthracis sont faites en série en présence d'oxygène pur
comprimé à deux ou trois atmosphères : l'atténuation se pro-
nonce vite dans la série, et ne tarde pas à être très marquée ;
le microbe passe par une série de degrés de virulence,
notamment par un état dans lequel il est inoffensif pour les
ruminants, mais tue encore les rongeurs, puis par un autre
dans lequel il ne tue plus que les sujets les plus sensibles
(souris, très jeunes cobayes), et il arrive à perdre sa virulence même pour ces derniers. Ces degrés divers d'atténuation sont héréditairement transmissibles ; ils s'entretiennent
dans des séries de cultures, en dehors de l'action de l'oxygène
comprimé qui a fait son œuvre une fois pour toutes.
M. Chauveau a trouvé dans le virus charbonneux atténué
par ce moyen un excellent agent préservateur, doué de précieuses qualités : il est plus résistant que celui de M. Pasteur,
en ce sens qu'une culture purement et simplement conservée
peut garder plus longtemps ses propriétés ; et il est plus fixe,
c'est-à-dire qu'on est moins exposé à voir dans la série des
cultures le type se modifier et l'atténuation s'accentuer.
Toutefois, la fixité n'est pas parfaite encore : il arrive,

dans la pratique des inoculations anti-charbonneuses, de voir quelques sujets tués par l'inoculation, ou au contraire insuffisamment prémunis par elle; ce qui témoigne de quelques irrégularités, d'oscillations en plus ou en moins, dans l'activité des éléments des cultures. Un des plus curieux résultats observés par M. Chauveau dans cette étude, c'est que le bac. anthracis a beau être devenu inoffensif pour les sujets les plus sensibles, c'est-à-dire avoir été privé de sa fonction pathogène, d'une manière en apparence complète, il a néanmoins conservé quelque chose de son premier état : il reste doué de l'aptitude immunifiante, il possède encore à un haut degré le pouvoir de créer l'immunité, comme un dernier reste de sa virulence, comme un témoignage de sa nature de microbe pathogène. M. Chauveau n'a pas pu réussir à enlever à l'agent virulent ce reliquat d'activité : le microbe soumis à l'oxygène comprimé, n'a pu perdre son pouvoir immunifiant sans mourir.

Le bac. anthracis a été atténué par MM. Chamberland et Roux, au moyen de divers antiseptiques, soit par une action énergique (acide sulfurique) exercée sur les spores, soit mieux par la culture en présence de l'acide phénique ou du bichromate de potasse à dose assez faible pour ne pas empêcher la pullulation. Par ce dernier moyen, ils ont eu une atténuation héréditairement transmissible.

M. Arloing a obtenu l'atténuation du même microbe par la lumière du soleil. En soumettant des cultures à l'insolation, il vit qu'au bout d'un certain nombre d'heures les éléments étaient tués; et qu'avant de mourir ils passaient par des états d'atténuation, par exemple ne tuant plus le cobaye et lui conférant l'immunité.

On a signalé encore l'atténuation du virus charbonneux : par la culture dans du bouillon ayant servi à un autre microbe; par la culture dans le sang ou dans le corps de certains ani-

maux réfractaires, etc. Il arrive souvent qu'il s'atténue en
culture dans le laboratoire sans qu'on puisse en préciser la
cause ; quelquefois une culture qui s'était d'abord montrée
douée d'une forte activité, arrive, simplement en vieillissant,
à perdre toute virulence, sans être morte toutefois : il est
permis de soupçonner ici l'action des produits mêmes de la vie
du microbe, qui peuvent se comporter comme des antiseptiques. L'abondance des matières nutritives a une certaine
influence sur ce phénomène : M. Chauveau a signalé ce fait,
qu'on a plus de chances de conserver au virus charbonneux
atténué son degré précis d'atténuation en le propageant dans
un bouillon pauvre, tandis que la culture en bouillon riche
risque d'accentuer l'atténuation ; j'ai moi-même plusieurs
fois remarqué que la richesse nutritive du bouillon était une
des conditions qui amènent, dans une culture qui simplement
vieillit, en l'absence de toute condition dysgénésique grossière, cette atténuation en quelque sorte spontanée.

Ce n'est pas seulement la variation descendante que l'on
a réalisée expérimentalement pour le bac. anthracis ; il s'est
aussi prêté à la variation ascendante du pouvoir pathogène,
au rehaussement de sa virulence simplement affaiblie, ou à la
restitution de sa virulence perdue. M. Pasteur a trouvé que,
lorsqu'il est très atténué, mais encore capable de tuer les
sujets les plus sensibles, il suffit de le faire passer plusieurs
fois de suite par le corps de cobayes nouveau-nés, pour lui
rendre de la virulence pour des cobayes plus âgés ; puis des
passages répétés par des cobayes de plus en plus âgés arrivent
à lui faire récupérer son activité complète à l'égard du mouton. Mais ce moyen n'est plus utilisable lorsque l'atténuation
est poussée au point de ne plus tuer ni les cobayes nouveau-
nés, ni les souris. M. Chauveau a montré qu'il était cependant encore possible de restaurer la virulence perdue. En
cultivant le bac. anthracis ultra-atténué dans du bouillon addi-

tionné d'un peu de sang de cobaye [1], il le vit prendre de la
virulence pour la souris. Quelques passages par la souris exal-
tèrent le microbe au point qu'il put tuer le cobaye; et, par
des passages dans cette dernière espèce, il arriva à pouvoir
tuer le lapin. Mais il restait complètement inactif pour le
mouton. M. Chauveau arriva à restituer la virulence pour
les ruminants en faisant des cultures dans du bouillon additionné d'un peu de sang de mouton. Il y a là une relation
bien curieuse entre les espèces que le microbe pouvait
atteindre et la provenance du sang dont on avait préparé le
milieu de culture. Quoi qu'il en soit, on a pu prendre le bac.
anthracis au plus bas degré de l'échelle de virulence (doué toutefois encore de pouvoir immunifiant), et restaurer d'abord,
puis graduellement accroître l'activité pathogène perdue.
M. Chauveau a remarqué que les types, les races, si l'on
veut, de cette variation ascendante sont relativement fixes,
si on les compare à ceux de la variation descendante, c'est-
à-dire à ceux que procure la mise en œuvre plus ou moins
avancée de l'oxygène comprimé. Parmi ces types, il en est
un particulièrement curieux, c'est celui qui, tuant fort bien
les rongeurs, même le lapin, est inoffensif pour les ruminants, et ne devient pas même virulent pour eux en passant
par les rongeurs [2].

Ces variations de l'activité virulente du bac. anthracis
existent-elles dans la nature ? Il est difficile d'en douter.
Le microbe n'y rencontre-t-il pas nécessairement des condi-

---

[1] J'avais observé, dans une circonstance, que le bacille charbonneux d'activité ordinaire exaltait encore sa virulence dans un milieu
composé exclusivement d'eau distillée et d'une goutte de sang de
cobaye. Je n'avais pas fécondé cette observation.

[2] D'après M. E. Roux, le bac. anthracis capable de tuer les chiens et
les poulets trouverait en passant par ces organismes une virulence plus
forte encore.

tions analogues à celles qui dans les expériences se sont montrées atténuantes ou exaltantes ? N'est-il pas exposé à la lumière du soleil, à la chaleur, à l'oxygène, à des corps chimiques de toute nature, parmi lesquels il doit en être qui possèdent un pouvoir antiseptique, à des conditions de culture défectueuses à différents égards ? par là ne peut-il pas s'atténuer ? D'un autre côté, n'est-il pas exposé à faire des migrations dans le corps d'animaux très divers ? et, plus ou moins atténué, ne peut-il pas rencontrer là des conditions d'exaltation ? L'observation directe semble confirmer cette induction. D'abord, M. Chauveau pense que les faits établissent nettement l'existence, dans la nature, de deux degrés de virulence, au moins, du bacille charbonneux : celui qui tue les gros animaux (bœuf, cheval), et, malgré la grande résistance de ces sujets, fait parfois chez eux d'importants ravages ; et celui qui, tuant très bien le mouton, est presque sans action sur les gros ruminants et les solipèdes. De plus, on a trouvé quelquefois dans la terre (Chauveau, Hüppe et Wood) des microbes qui étaient morphologiquement semblables au bac. anthracis, mais étaient dépourvus de virulence ; si l'on remarque surtout que le bacille isolé par Hüppe et Wood, sans être virulent, conférait l'immunité contre le bac. anthracis authentique, il est bien probable qu'il s'agit de l'agent infectieux du charbon, existant dans la nature sous un état comparable à celui qu'a réalisé M. Chauveau par l'oxygène comprimé [1].

Le bacille du *charbon symptomatique* présente aussi un

---

[1] Cette conclusion trouve aussi un argument dans une expérience de Feltz, qui a vu le bac. anthracis s'atténuer dans la terre ; et surtout dans le travail de Fazio, qui confirme d'abord le résultat expérimental de Feltz, et de plus trouve dans la terre de champs où ont été enfouis des animaux charbonneux des bacilles dénués de virulence, et semblables par ailleurs aux bacilles du charbon.

exemple d'atténuation remarquable, en ce qu'il a donné lieu à une importante application. MM. Arloing, Cornevin et Thomas l'ont atténué par divers moyens : d'abord par des substances antiseptiques (sublimé, acide phénique, nitrate d'argent, acide salicylique, essences de thym, d'eucalyptus, vapeurs de thymol, etc.); puis par la chaleur, qui leur a donné les meilleurs résultats. Ils soumettent le virus du charbon symptomatique, sous la forme de pulpe desséchée de tumeur charbonneuse, à des températures élevées (85-90 degrés, pour avoir un virus peu atténué ; 100- 104, pour obtenir une atténuation plus avancée).

Le *virus rabique* a fourni des faits fort importants de variations dans son activité pathogène, dont M. Pasteur a tiré parti pour la prophylaxie de la rage chez l'homme. Par le passage chez les animaux, cet agent virulent peut modifier beaucoup sa puissance, dans un sens ou dans l'autre. En passant par le mouton, il diminue un peu de virulence pour le chien (Rey), et pour le lapin (Galtier) ; en passant par le singe, il s'affaibit davantage, et l'atténuation s'accentue avec le nombre des passages (Pasteur). Au contraire, en infectant le cobaye, le lapin ou le chat, il augmente de virulence. C'est par des passages dans le lapin, que M. Pasteur se procure un virus rabique d'une activité maxima ; la virulence augmente d'abord avec la répétition des passages, mais il arrive un moment où ceux-ci n'ont d'autre effet que de la maintenir au même degré d'exaltation : c'est le virus fixe de M. Pasteur. L'atténuation est ensuite réalisée par la dessiccation du virus : si l'on suspend un fragment de moelle de lapin mort de la rage (moelle très riche en virus) dans une atmosphère limitée dont l'humidité est absorbée incessamment, la virulence de cette moelle commence très vite à diminuer, puis s'affaiblit de plus en plus, et au bout de quelques jours se montre complètement perdue. Dans la pratique, ces moelles sont fournies par des lapins tués par le virus fixe : on part d'un degré de virulence bien déterminé, pour régler plus sûrement les degrés de l'atténuation [1].

M. Chauveau a atténué le microbe du *rouget* du porc par la même méthode que celle qui lui a donné le plus beau résultat pour le charbon, c'est-à-dire la culture dans l'oxygène comprimé. C'est encore une atténuation héréditairement transmissible ; mais ici le résultat est moins parfait, les degrés de virulence sont moins bien fixés.

M. Arloing a vu que l'agent infectieux qui cause le plus fréquemment les accidents des suites de couches *(streptococcus puerperalis)* est susceptible d'être destitué complètement de sa virulence. Il a suffi, dans les expériences de M. Arloing, de le cultiver dans du bouillon de poulet, pour lui faire perdre tout pouvoir d'infecter le lapin ; la culture dans le bouillon de bœuf salé lui rend sa virulence. De plus, en le cultivant en série à 43 degrés, on a réalisé divers degrés d'atténuation transmissibles par voie de génération : le virus un peu atténué, au lieu de tuer rapidement le lapin sans produire de lésions appréciables (par inoculation dans le péritoine), le tue moins vite, en déterminant de la péritonite à fausses membranes ; atténué davantage, il produit des

---

[1] M. Pasteur ne croit pas que dans les moelles rabiques ainsi traitées il y ait atténuation des éléments virulents : il pense que l'affaiblissement de la virulence des moelles peut dépendre du nombre de plus en plus faible de ces éléments, qui sont successivement tués par la dessiccation. Il semble difficile d'admettre, et en tout cas il n'est pas démontré que les éléments virulents soient tués d'emblée sans passer par une phase d'atténuation, et que, tandis qu'une partie sont morts, les autres possèdent encore leur virulence entière. On a mis en doute aussi que ce fût la dessiccation qui constituait la condition atténuante : de récentes expériences de M. Viala ont montré que, des trois conditions que l'on peut ici soupçonner, dessiccation, oxygène de l'air, chaleur, c'est à la première que revient, dans les conditions usuelles, le rôle principal.

abcès chroniques, et laisse survivre longtemps les animaux,
en leur conférant un certain degré d'immunité[1].

On a vu souvent le *streptocoque pyogène* s'atténuer
par le vieillissement dans une série de cultures en milieux
ordinaires. Le passage par l'organisme du lapin peut rehausser son pouvoir pathogène (Marbaix) ; de même la culture
en sérum de sang de lapin (Roger). D'ailleurs, il est fréquent
de trouver dans l'organisme humain sain (notamment dans
le vagin, dans la bouche) des streptocoques plus ou moins
dénués de virulence, qu'il est plausible de considérer comme
des états d'atténuation naturelle du streptocoque de l'érysipèle ou de la suppuration, atténuation dont la condition
déterminante doit être sans doute cherchée dans une action
chimique des sécrétions qui les contiennent.

Le *staphylococcus pyogenes* s'atténue dans des conditions
très semblables à celles dans lesquelles M. Pasteur a constaté
l'atténuation du choléra des poules. En effet, il m'a suffi de
laisser vieillir des cultures en bouillon, pour voir rapidement
décroître l'activité pathogène : il faut alors, pour obtenir les
mêmes effets sur les lapins, employer des doses plus fortes de
cultures, et le microbe est devenu incapable de produire les
phénomènes aigus qu'il déterminait primitivement, et ne sait
plus faire que des lésions à évolution bien plus lentes et
moins généralisées. Ces variations de virulence sont transmissibles ; les cultures successives en série restent atténuées.
Lorsque le microbe est ainsi affaibli, la virulence peut parfois être exaltée par des passages dans le lapin[2].

---

[1] Les variétés des formes cliniques de la septicémie puerpérale ne
sont pas sans analogie avec ces résultats expérimentaux : de telle sorte
qu'il y a lieu de penser que les variations dans le degré de virulence du
streptocoque entrent au moins pour une part dans leur déterminisme.

[2] Le *staphylococcus pyogenes citreus*, d'après des observations de
M. Fraenkel, pourrait perdre son pouvoir pyogène. Il a été recueilli
par lui dans cet état, sans qu'on ait pu préciser la condition atténuante.

L'agent infectieux de la *pneumo-entérite* des porcs a été atténué par une série de cultures à 43 degrés (Cornil et Chantemesse).

Le bacille de la septicémie gangréneuse *(vibrion septique* de Pasteur) a été atténué en le mettant en contact avec de l'acide phénique ou de la coumarine (Cornevin).

On a observé l'atténuation du *bacille du tétanos* dans diverses conditions : par la chaleur (Vaillard), par le passage à travers des organismes peu sensibles, tels que le chien (Parietti), le cheval (Leclainche et Trasbot), par des cultures successives (Hochsinger, Belfanti et Pescarollo).

Le *pneumocoque* perd rapidement sa virulence dans les milieux de culture. La pullulation dans les organes ou tissus des animaux sensibles à son action entretient ce pouvoir pathogène, et est capable de le rehausser lorsqu'il est amoindri. Tel qu'on le trouve dans les lésions qu'il détermine chez l'homme, il ne possède pas toujours sa virulence intégrale. Dans la salive ou les sécrétions bronchiques de sujets sains ou atteints seulement d'inflammations superficielles, on trouve souvent ce microbe plus ou moins affaibli ou même complètement privé de virulence.

On a vu le *vibrion du choléra* perdre peu à peu sa virulence par la propagation dans les cultures de laboratoire. D'après Sanarelli, le seul fait de séjourner dans de l'eau non renouvelée l'atténue rapidement, et ne tarde pas à le rendre inactif. Gamaléia exalte la virulence du vibrion par la culture en milieu concentré. Blachstein la rehausse en cultivant le vibrion dans une gélatine riche en phosphate et contenant une trace de fer. On a observé des variations naturelles dans le pouvoir pathogène de ce microbe. Les vibrions cholériques les plus authentiques, isolés des déjections des malades dans le cours de diverses épidémies, se sont montrés doués d'une activité pathogène très inégale.

Parmi les nombreux échantillons de vibrions isolés de diverses eaux par Sanarelli, et qui ne sont très probablement que des variétés du vibrion cholérique, quelques-uns (le petit nombre) possédaient une virulence très forte, au moins égale à celle des plus actifs vibrions de provenance intestinale, la plupart étaient sans action sur les cobayes, quelques-uns présentaient une activité intermédiaire. Si donc l'eau peut parfois renfermer le vibrion cholérique sous un état très dangereux, même sans être en rapport avec une épidémie de choléra, le plus souvent c'est avec une atténuation que ce microbe se présente dans les eaux, et il est très communément répandu sous cet état.

Le *bacille de Friedlænder* tel qu'on le trouve dans la salive et les sécrétions bronchiques, ou dans les lésions que parfois il détermine chez l'homme, se montre dépourvu habituellement d'action pathogène à l'égard du lapin. Or, M. Maudry, puis M. Roger ont décrit un type microbien en tout semblable à ce bacille, sauf qu'il tuait le lapin : il est légitime de penser avec eux que c'était une variété exaltée du pneumobacille. L'état où ce microbe se présente communément à notre observation est donc un état d'atténuation naturelle.

D'après Smith, le *bacille du hog-cholera* peut être diversement virulent suivant les épizooties qui le fournissent. Parfois doué à l'égard du lapin d'un haut pouvoir pathogène, il s'est montré d'autres fois peu actif pour cette espèce ; et Smith a même trouvé dans une épizootie un bacille qui était sans action sur le lapin.

Le virus de la *vaccine* présente des oscillations dans son activité, en rapport avec les organismes dans lesquels on le fait pulluler. Pris sur le cheval, il est à son maximum d'activité. Propagé sur la vache, il s'affaiblit un peu. Propagé sur l'homme, il s'affaiblit davantage ; et cet affaiblissement peut s'accentuer avec la répétition prolongée des passages, lentement il est vrai. On peut rendre au vaccin affaibli une virulence plus forte, en l'introduisant dans l'organisme du cheval, son terrain naturel (Chauveau).

Le virus de la *variole* est au contraire atténué par le cheval et le bœuf; l'atténuation se manifeste par ce fait que, si on répète les passages dans ces espèces, il ne tarde pas à rester sans effets, tout au moins chez les sujets adultes (Chauveau). Repris sur ces animaux, avant son épuisement, et reporté sur l'homme, il produit comme auparavant la variole typique; celle-ci peut cependant retirer des passages chez le bœuf ou le cheval un léger degré d'atténuation. C'est dire que l'organisme de l'homme exerce sur le virus variolique une influence exaltante[1].

Je terminerai cette série d'exemples de variations dans le degré du pouvoir infectieux des microbes pathogènes, en signalant les faits qui concernent le *bac. coli* et le *bacille d'Eberth*, et sur lesquels il me sera permis d'insister d'une manière un peu particulière. Considérons successivement ces microbes en rapport avec l'organisme des animaux d'expériences, puis avec celui de l'homme.

---

[1] S'il faut en croire des résultats obtenus par des expérimentateurs genevois (Eternod et Haccius), qui ont pensé transformer le virus variolique en virus de la vaccine, et d'après l'interprétation qu'en a donnée M. Chauveau, il semblerait même que des passages *nombreux* dans l'organisme du bœuf, pourvu qu'ils soient rendus possibles par le jeune âge des sujets, imprimassent au virus variolique une atténuation vraiment profonde et durable, au point qu'il ne produirait plus chez l'homme que des effets très légers simulant ceux de la vaccine. Cette interprétation est basée sur la critique faite de ces expériences par M. Chauveau, qui a démontré qu'il ne fallait pas y voir une transformation de virus variolique en virus vaccinal. Le rapprochement de la variole et de la vaccine, en tant que termes de soi-disant variations d'un même agent infectieux, n'a pas sa place dans ce chapitre, attendu que les relations de ces deux virus n'ont rien de comparable avec celles qui unissent un virus atténué au virus fort dont il dérive (Chauveau).

Lorsqu'on essaye l'activité pathogène du bac. coli sur les animaux de laboratoire (cobayes, lapins), on obtient des effets quelque peu variables dans leur intensité. Ce sont surtout des variations naturelles que l'on constate: si l'on compare la virulence de bac. coli de diverses provenances, on observe de notables différences. C'est à un spécimen qui provenait d'une fosse d'aisances que nous avons trouvé, M. Vallet et moi, le plus fort pouvoir pathogène à l'égard des cobayes et des lapins. D'après MM. Macaigne et Lesage, lorsqu'on le prend dans un intestin atteint de lésions inflammatoires (entérite, dysenterie), on le trouve généralement plus actif pour les animaux que lorsqu'on le retire d'un intestin sain. M. Blachstein a trouvé, dans des eaux de rivières, des microbes qui semblent être des variétés de bac. coli, auxquels il n'a pas reconnu de pouvoir pathogène. Quant aux variations expérimentalement provoquées, elles n'ont pas encore fait l'objet de recherches approfondies; M. Roux et moi, particulièrement, nous nous sommes jusqu'à ce jour moins attachés aux variations expérimentales du pouvoir infectieux pour les animaux qu'à celles des autres caractères. Cependant plusieurs fois, partant d'un spécimen de bac. coli doué pour le cobaye d'une virulence forte, et l'inoculant en série à cette espèce (les passages successifs par l'animal étant séparés par des cultures en bouillon ordinaire), nous avons observé, par ces passages alternatifs, une certaine diminution de virulence: les bacilles, qui primitivement tuaient les animaux rapidement et avec des lésions très marquées, une fois modifiés de cette manière, les tuaient à peu près dans les mêmes délais, mais avec beaucoup moins de lésions[1]. Nous l'avons vu aussi

---

[1] La mort pouvant être le résultat d'une intoxication par les toxines contenues dans les cultures, nous pensons que c'est plutôt l'intensité des lésions qui mesure l'activité pathogène proprement dite.

diminuer de virulence dans des cultures, dans des conditions indéterminées.

Le bacille d'Eberth, en d'autres termes le microbe que l'on trouve dans la rate des malades atteints de fièvre typhoïde, si on éprouve ses effets sur les animaux, manifeste une activité qui est aussi quelque peu variable suivant les malades dont il provient : telle rate de typhique donnera un bacille un peu plus actif que telle autre. Ces variations toutefois ne sont pas étendues. Expérimentalement, on a pu exalter le pouvoir pathogène du bacille d'Eberth, en lui faisant subir une série de passages par l'organisme du cobaye, avec des précautions particulières (Chantemesse et Widal, Sanarelli).

Il est surtout intéressant de comparer le bacille d'Eberth au bac. coli, quant au degré de leur pouvoir infectieux, s'il est vrai que ces deux types ne sont que deux variétés d'une même espèce. Nous avons fait, G. Roux et moi, en partie avec la collaboration de M. Vallet, une étude comparative de ces effets : nous avons constaté d'abord qu'au point de vue de la nature de ces effets il y a identité entre les deux ; quant à leur intensité, le bacille d'Eberth est généralement moins actif que le bac. coli, et nous n'avons surtout pas trouvé au premier le pouvoir infectieux très élevé que nous avons trouvé à certains spécimens de bac. coli. MM. Cesaris Demel et Orlandi, qui ont aussi attentivement comparé les deux bacilles en question pour leur pouvoir pathogène à l'égard des animaux, concluent aussi que le type bac. coli affecte souvent un degré de virulence que le bac. d'Eberth n'atteint pas. Si je conclus que le bacille d'Eberth est dans un état d'atténuation par rapport au bac. coli normalement actif, cela ne veut pas dire que ce dernier soit atténué lorsqu'il engendre la fièvre typhoïde. Cela demande quelques mots d'éclaircissement ; aussi bien est-ce le lieu de spécifier, s'il

est possible, les pouvoirs pathogènes comparés du bac. coli
et du bacille d'Eberth par rapport à l'organisme de l'homme.

Si, comme nous le pensons, G. Roux et moi, le bac. coli
est l'agent infectieux de la fièvre typhoïde, il importe ici de
dire comment on peut comprendre les relations entre cette
maladie et un microbe qui est un hôte normal de notre
intestin et que nous supportons habituellement sans dom-
mage.

Voici d'abord en quelques mots les fondements de
notre théorie. 1º Dans les eaux que l'observation démontre
avoir été le véhicule du germe typhique, on doit trouver le
microbe pathogène. Or, bien rarement l'on y a trouvé des
microbes que l'on ait pu qualifier de bacilles d'Eberth ; et il
est même permis aujourd'hui d'affirmer que, dans presque
tous les cas, sinon dans tous, les bacilles isolés n'auraient
pas été ainsi désignés, si l'on avait recherché les caractères
délicats que l'on a appris depuis lors à connaître, et par
lesquels on définit aujourd'hui le bacille d'Eberth. Presque
toujours, au contraire, on trouve dans les eaux, et ordinairement en grande abondance, des bacilles qui sont pareils
aux bac. coli de l'intestin, ou leur ressemblent beaucoup, ou
des bacilles qui, tout en ressemblant au type Eberth, en
diffèrent par quelques caractères délicats. 2º Chez les malades
atteints de fièvre typhoïde, on doit s'attendre à trouver l'agent
de la contagion dans l'intestin et dans les matières fécales,
et même en abondance, parce que certainement c'est par
l'appareil digestif que l'on contracte la maladie, et aussi
parce que c'est par leurs déjections que les malades transmettent les agents contagieux et propagent le mal. Or, ces
déjections constituent une culture presque pure de bac. coli;
tandis que, et c'est là le point capital, il est très rare qu'on y
trouve un microbe semblable à celui de la rate, si tant est
que le fait soit vraiment possible. Les observateurs qui l'y

ont signalé reconnaissent qu'il ne s'y trouve qu'en faible
abondance, et d'une manière tardive et fugace ; et encore
faut-il remarquer que les résultats soi-disant positifs ont été
obtenus à une époque où l'on était très mal fixé sur les
caractères distinctifs délicats entre les deux types, et où l'on
cherchait à caractériser le bacille d'Eberth par des réactions
qui permettaient une confusion fréquente avec le bac. coli.
3° Les observations cliniques et épidémiologiques montrent
que très souvent il est impossible de trouver une jonction
entre une épidémie typhique et des cas antérieurs de la
maladie ; et les conditions sont telles quelquefois, qu'il est
permis, sans grande chance d'erreur, de nier cette relation.
4° En faisant l'étude comparative des deux microbes à une
foule de points de vue, nous avons trouvé entre eux des
analogies très étroites, tant pour la morphologie que pour
les caractères des cultures et les effets pathogènes sur les
animaux : les différences qui les distinguent dans leur état
typique nous ont paru n'être rien moins qu'immuables et
absolues ; et l'analyse approfondie qui s'est poursuivie un
peu partout n'a eu pour effet que d'amoindrir chaque jour la
valeur des caractères distinctifs que l'on a successivement
invoqués. De toutes ces considérations nous déduisons une
théorie qui, si elle n'est pas suffisamment prouvée par chacune
d'elles prise isolément, puise dans leur ensemble une grande
probabilité ; elle donne de tous les faits une explication satisfaisante, et ne laisse pas subsister les difficultés que soulève
la conception du bacille d'Eberth spécifiquement distinct de
tout autre.

D'après cette théorie, l'agent infectieux de la fièvre typhoïde
est le bac. coli ; mais, considérant son innocuité habituelle
pour l'organisme humain (sauf lorsqu'il pénètre, à la faveur
de certains désordres adjuvants, dans l'intimité des organes),
et, d'autre part, sa nocivité lorsqu'il sort de l'intestin des

typhiques (constituant l'agent de la contagion), il faut conclure que, tel qu'il existe communément dans notre intestin,
il est dépourvu du *pouvoir typhogène.* Pour devenir apte à
produire la fièvre typhoïde, il faut qu'il s'élève dans la
gamme de la virulence, qu'il s'exalte : dans cet état d'exaltation, il méritera le nom de *bacille typhique* (je ne dis pas
bacille d'Eberth), et c'est ainsi qu'il se présente dans les
déjections des typhiques, dans certains dépôts de matières
fécales, et dans les eaux contaminées par elles. Quant au type
« bacille d'Eberth », c'est ce même microbe recueilli dans la
rate du malade (très rarement dans le sang) ; mais il a dû
subir, du fait de son passage dans l'intimité des tissus et des
humeurs, une modification : il n'a plus exactement les
mêmes caractères que ceux qu'il possédait dans l'eau con-
sommée ou qu'on lui trouve encore dans le contenu intesti-
nal, il est affaibli sous tous les rapports (moins peut-être
pour l'activité pathogène que pour les autres caractères).
En d'autres termes, suivant nous : l'*agent typhogène*, c'est
le *bac. coli* exalté ; le *bacille d'Eberth* est l'agent typhogène
modifié, affaibli par la réaction intime de l'organisme malade.
Où se fait l'exaltation qui donne au bac. coli ordinaire le
pouvoir typhogène ? il est possible que ce soit quelquefois
dans l'intestin lui-même ; mais l'ensemble des faits indique
que c'est le plus souvent dans les milieux extérieurs, probablement dans les fosses d'aisances[1]. Il se maintient exalte
dans l'appareil digestif des malades (peut-être même s'y
exalte-t-il davantage encore) et dans ses déjections (sources
de contagion) ; c'est seulement dans son sang et ses tissus
qu'il subit une certaine atténuation en même temps qu'un

---

[1] Je rappelle le fait signalé plus haut, que c'est à un bac. coli retiré
d'une fosse d'aisances par M. Vallet que nous avons trouvé le pouvoir
infectieux le plus élevé pour les animaux.

affaiblissement de toutes ses propriétés, qui en font la forme Eberth [1].

Je bornerai là les exemples ; non sans ajouter toutefois que les faits d'atténuation ou d'exaltation, c'est-à-dire de variations dans le degré du pouvoir infectieux des microbes pathogènes, sont maintenant innombrables. On ne compte plus les faits où, dans une suite d'expériences sur un microbe, on a noté des variations, soit ascendantes, soit surtout descendantes dans le pouvoir infectieux. Ces faits sont maintenant d'observation banale, au moins ceux qui concernent l'atténuation ; à tel point qu'après avoir excité la plus grande surprise, ils fixent à peine maintenant l'attention. Sans doute, c'est toujours une chose bien digne de nous frapper. que les agents infectieux subissent dans leur propriété en apparence fondamentale des oscillations faciles et étendues, et que des facteurs de maladies redoutables puissent être destitués de leur malignité pour devenir innocents et même bienfaisants. Le terrible bacille de la fièvre charbonneuse devenu inoffensif pour les espèces les plus sensibles à son action, les virus du charbon symptomatique, de la septicémie gangréneuse, de la rage, modifiés au point de ne plus savoir provoquer les redoutables affections qui les caractérisent, ce sont là des faits qui n'ont certes pas perdu leur intérêt. Mais on s'y est habitué, parce que, après être apparu comme une acquisition surprenante et exceptionnelle de

[1] Cette théorie sur les relations entre le bac. coli, le bacille d'Eberth, et la fièvre typhoïde, que nous avons développée à diverses reprises, G. Roux et moi, a été favorisée du haut patronage de M. le professeur Arloing. Si elle rencontre encore des doutes, nous espérons renforcer encore nos arguments, et asseoir nos conclusions sur un ensemble de plus en plus complet et solide de probabilités, à défaut d'une preuve péremptoire. Celle-ci nous sera malheureusement refusée ; car on peut dire que la seule démonstration vraiment décisive consisterait à faire expérimentalement *sur l'homme*, avec le bac. coli, la *fièvre typhoïde*.

l'expérimentateur, ce phénomène est devenu vraiment d'observation courante.

Ce n'est pas seulement en tant que faits de laboratoire, que ces variations dans l'intensité absolue du pouvoir pathogène sont très communément observées, c'est encore et surtout comme phénomènes d'ordre *naturel* qu'elles sont certainement très répandues et, on peut le dire, constamment et partout en œuvre, soit dans les organismes, soit dans les milieux inanimés. J'ai cité plusieurs exemples de microbes pathogènes que l'on rencontre sous un état d'atténuation plus ou moins avancée, et même complète, en dehors de toute intervention de l'expérimentateur : le bac. anthracis, trouvé sans virulence dans certains sols ; le pneumocoque, à divers degrés d'atténuation dans les premières voies aériennes et la salive de l'homme ; le bacille diphtérique, parfois rencontré sans virulence dans le pharynx de sujets sains ; le bac. coli communis, trouvé très peu actif dans les matières intestinales de certains individus ou dans certaines eaux ; le vibrion du choléra, très fréquemment présent dans l'eau sous un état inoffensif; etc. On peut être sûr que les faits de cet ordre se multiplieront.

Il est certain qu'il s'agit là d'une loi générale. Sans doute il faudra faire la preuve pour chaque cas particulier ; mais, si l'on considère les faits déjà établis, si l'on remarque d'autre part que des conditions semblables ou analogues à celles qui se sont montrées capables expérimentalement de modifier l'activité pathogène des microbes sont abondamment réalisées dans la nature et constamment en action, la généralisation est légitime : on peut affirmer que tout microorganisme pathogène existe dans la nature à différents degrés de virulence. Ces inégalités dans la gravité d'une même maladie infectieuse, suivant les individus, suivant les lieux, suivant les époques et les différents stades d'une même épidémie,

inégalités et variations connues de longue date, mais restées
sans explication, sont certainement, au moins pour une part
de leur déterminisme, le résultat d'oscillations dans l'activité
des agents infectieux. L'éclosion, dite spontanée, de maladies
contagieuses ou non, mais en tout cas microbiennes ne
s'explique bien que de la manière suivante : nous sommes
entourés, nous sommes pénétrés de microbes en instance
d'action pathogène, mais plus ou moins atténués, qui vivent
et pullulent autour de nous ou en nous comme des saprophytes, et n'exigent de notre part qu'une défaillance, parfois
très légère, dans nos moyens de lutte et de résistance, pour
entrer en guerre et, au besoin, rehausser leur propriété nocive.
Tel agent infectieux est simplement un peu affaibli, tout en
montrant à l'expérimentateur un pouvoir pathogène marqué ;
cela suffit pour qu'il soit toléré, en raison des moyens de
résistance dont l'organisme use à son égard. Tel autre est
dans un état d'atténuation beaucoup plus avancée, on peut
dire complète ; non content de vivre en saprogène, il simule
un saprophyte vrai [1].

De plus en plus, on accepte l'idée que le monde des soi-
disant saprophytes peut recéler des microbes dangereux,

---

[1] D'après l'étymologie, lorsqu'un microbe pathogène est cultivé dans
un milieu privé de vie, on peut dire qu'il vit en saprophyte, ou sapro_
gène. De tous les agents infectieux cultivables, c'est-à-dire du plus
grand nombre, on peut donc dire qu'ils se prêtent à la vie de saprophytes (exception doit être faite seulement, dans l'état actuel de nos
connaissances au moins, pour ces agents infectieux qu'il a été jusqu'à
présent impossible de cultiver, rage, variole, scarlatine, etc., et qui par
conséquent, leur nature microbienne étant hypothétiquement admise,
peuvent être considérés comme des parasites stricts). Mais, si l'on peut
dire de la plupart des microbes pathogènes qu'ils sont capables de *vivre
en saprophytes*, on s'accorde à dire d'un microbe que *c'est un saprophyte*, lorsqu'il joint au fait de vivre dans un milieu privé de vie l'absence
de propriétés virulentes. C'est en ce sens que je peux dire qu'un microbe
pathogène qui a perdu toute virulence simule un saprophyte.

véritables agents pathogènes en état d'atténuation plus ou moins avancée et en puissance de virulence. Chaque jour, une nouvelle découverte apporte un appoint à cette donnée, qui modifie singulièrement l'idée qu'on s'était faite, aux premiers temps de la microbiologie, sur la spécificité des agents pathogènes. Si quelques-uns ont peut-être pour rôle unique de déterminer la maladie contagieuse qui les caractérise, et ne sauraient être en évolution hors de ce processus morbide, méritant par là d'être qualifiés de strictement spécifiques, d'autres, et c'est le plus grand nombre, pullulent et évoluent souvent en dehors de la maladie qu'ils sont capables de provoquer. Pour quelques-uns, il est vrai de dire que c'est la vie saprogène qu'ils affectent le plus communément ; cela est dû parfois à ce que les conditions nécessaires pour qu'ils envahissent les organismes et provoquent une maladie sont rarement réalisées ; mais presque toujours entre en scène aussi, pour entretenir et expliquer cette vie saprophytique, une atténuation, complète ou non, de la virulence[1].

Lorsqu'un microbe pathogène vit en saprogène avec une atténuation complète, c'est-à-dire telle que l'expérimentateur, dans les conditions les meilleures et les plus variées, ne puisse lui trouver aucune action pathogène, j'ai dit qu'il *simulait un saprophyte vrai*. Cette expression est-elle exacte ?

---

[1] Quelques-unes de ces espèces, capables, dans certaines circonstances, de déterminer un processus morbide, mais vivant habituellement en saprogènes (atténués ou non), ont un rôle d'aides et de collaborateurs des organismes supérieurs : ils sont à la fois utiles et dangereux. Par exemple, le bac. coli vit normalement dans l'intestin, et représente un hôte utile en contribuant à la digestion par son pouvoir fermentatif : ferment précieux dans les circonstances ordinaires, il devient ferment dangereux et nuisible, si certaine de ses propriétés encore mystérieuse, qui le rend pathogène, vient à s'exalter, ou si les conditions réalisées par l'organisme animal se modifient dans le sens d'une diminution de résistance.

Ne peut-on pas supposer, en basant sur les données précédentes une généralisation hardie, qu'il n'y a pas de saprophytes stricts, que tous les êtres ainsi dénommés ne sont que des agents pathogènes atténués dans leur virulence, ou, si l'on veut, qu'ils sont capables, dans certaines circonstances rares, d'acquérir quelque propriété infectieuse ? C'est là une pure hypothèse, que je n'énonce que pour la repousser. On s'accorde généralement à reconnaître l'existence de microbes saprophytes vrais, incapables de virulence. M. Chauveau nous a bien montré, dans ses recherches sur le bac. anthracis que ce microbe, amené à l'état d'atténuation maxima, conservait encore, sous la forme de pouvoir immunifiant, une trace de sa propriété pathogène, et que par conséquent il n'avait que les apparences d'un saprophyte. D'après cela, et en considérant la nature de l'atténuation des microbes pathogènes, qui n'est qu'une dégradation, je n'hésite pas à admettre que dans les milieux qui nous entourent, dans les matériaux que nous consommons, sur ou dans les organismes eux-mêmes, et le nôtre en particulier, s'il y a des microbes pathogènes atténués, prêts à remonter la gamme de la virulence qu'ils ont descendue, il y en a un grand nombre qui sont des saprophytes purs, nullement comparables à ces derniers, et incapables d'acquérir une propriété qu'ils n'ont jamais possédée [1]. Voilà pour la théorie ; mais, en pratique, il est plus sage, vu l'état imparfait de la science bactériologique, d'agir comme si tous les microbes ou presque tous étaient suspects. En effet, s'il faut espérer que nous arriverons à bien connaître les espèces microbiennes, pour le moment la distinction entre un saprophyte proprement dit

---

[1] Toute réserve faite pour les transformations qui ont pu autrefois s'opérer, dans des conditions totalement inconnues, pour donner naissance aux espèces pathogènes.

et un pathogène atténué n'est pas toujours possible ; et il serait souvent téméraire d'affirmer qu'un microbe qui se montre inoffensif est un saprophyte vrai, incapable de devenir dangereux, et non pas un faux saprophyte, en puissance de virulence. Il est donc sage d'agir à l'égard des microbes de l'eau, de l'air, etc., comme s'ils étaient tous susceptibles de malignité, et de les traiter tous en suspects ; mais, qu'on le remarque bien, c'est là une conséquence pratique de notre ignorance actuelle au sujet d'un grand nombre d'espèces.

Jetons un coup d'œil d'ensemble sur les faits contenus dans ce chapitre, pour voir ce qui en découle au point de vue du déterminisme et de la nature des variations dans l'intensité absolue du pouvoir pathogène. Il me paraît nécessaire, pour cette récapitulation, de distinguer les variations expérimentales ou artificielles, et les variations naturelles. Ce sont évidemment les premières qui sont les mieux connues, et sur le déterminisme et la nature desquelles il est le plus facile de se prononcer. Les autres prêtent largement à l'hypothèse. Il est donc bon de considérer d'abord les variations artificielles, et de demander à l'étude expérimentale des données précises sur leurs conditions générales et leur signification ; après quoi il y aura lieu d'examiner jusqu'à quel point les notions acquises sur elles sont applicables aux variations naturelles.

Les variations dans l'intensité absolue du pouvoir pathogène, telles qu'on les réalise expérimentalement, peuvent affecter deux modes, qui, s'ils reconnaissent, il est vrai, des cas intermédiaires ou mixtes, méritent cependant d'être distingués.

Dans un premier groupe de faits, des éléments virulents subissent une modification qui affaiblit leur puissance ; mais ils ne transmettent pas cet affaiblissement à leurs descendants. Ainsi, dans le sang charbonneux chauffé à 5o degrés, les bacilles sont atténués ; mais les cultures que l'on fait avec eux récupèrent presque entièrement la virulence perdue : c'est une variation mal fixée, c'est l'atténuation *individuelle*. D'autres fois, la modification de la propriété est plus profonde : soit que les agents virulents aient subi une atténuation, soit qu'il s'agisse d'une exaltation, ils se propagent en transmettant aux éléments qui naissent d'eux leur degré spécial de virulence, d'une manière plus ou moins fixe et plus ou moins durable ; ce sont les variations (atténuation ou exaltation) *transmissibles* héréditairement ou par voie de génération, qu'on a parfois qualifiées de spécifiques (expression qui a l'inconvénient de préjuger la nature du phénomène et peut susciter des interprétations au moins hâtives).

Les variations individuelles sont les plus faciles à obtenir, et peut-être les plus communes. Nous ne connaissons guère, dans cette catégorie, que des variations descendantes. Elles sont toujours le résultat de l'intervention d'une condition altérante : chaleur, dessiccation, substances antiseptiques, lumière, oxygène, etc. ; et l'on peut formuler cette loi, que toute condition capable de tuer les microbes peut, appliquée à un microbe pathogène, lui donner l'état d'atténuation, *si son action est limitée*, ou, en d'autres termes, que, toutes les fois qu'un microbe pathogène est soumis à une cause de destruction, il passe, avant de mourir, par un état dans lequel sa propriété infectieuse est plus ou moins atteinte. L'*atténuation* d'un virus est l'un des caractères par lesquels se manifeste la dégradation de la vitalité ou l'acheminement vers la mort. Il est clair que, sous cette forme, l'atténuation n'est pas encore un résultat bien brillant, ni le plus précieux pour la pratique. Néanmoins, les virus atténués individuellement peuvent suffire pour des inoculations préventives ; et, dans maintes circonstances où l'on ne peut mieux faire, on est bien obligé de s'en contenter : c'est le cas pour le virus du charbon symptomatique, et aussi pour la rage.

Y a-t-il aussi une exaltation du mode individuel ? Je ne connais pas de circonstances dans lesquelles on voie des éléments virulents, soumis à une condition modificatrice, subir eux-mêmes, sans culture, une telle variation. On a cru obtenir ce résultat dans certains cas : il s'agissait en réalité de modifications dans le réactif animal, de variations apparentes, en d'autres termes, et non de variations vraies des propriétés pathogènes.

Si ce phénomène de la variation individuelle est déjà bien remarquable, il est cependant, à vrai dire, peu de chose à côté des variations héréditairement transmissibles, dans lesquelles les divers degrés du pouvoir infectieux se maintiennent et se propagent, à tel point que, pour un même microbe pathogène, on observe comme des races nombreuses douées chacune d'un degré spécial d'activité, et que les esprits hardis posent même la question de transformation d'espèces.

Il est remarquable que le premier fait scientifiquement observé d'atténuation des agents virulents a été une atténuation transmissible : le premier microbe pathogène que l'on ait expérimentalement atténué l'a été suivant le mode le plus brillant. C'était aussi le plus précieux ; car, si l'atténuation individuelle peut suffire pour la pratique des inoculations préventives, c'est un pis-aller : combien il est préférable, lorsqu'on le peut, d'avoir sous la main le virus fixé au degré utile, sans qu'il soit nécessaire de recourir souvent à l'emploi de la condition atténuante, qui a fait son œuvre une fois pour toutes. Il faut dire cependant qu'en pratique les choses ne se présentent pas d'une manière aussi brillante que la théorie l'avait fait tout d'abord espérer. Le degré de viru-

lence des agents infectieux destitués expérimentalement
d'une partie de leur activité n'est pas fixé d'une manière
complète, sans oscillations possibles en plus ou en moins.
C'est pour le bac. anthracis que le résultat est le plus beau ; et
cependant, même là, la fixité du virus atténué n'est pas parfaite.

Quelles sont les *conditions* qui déterminent ces variations
fixées et transmissibles de la propriété pathogène ? Il faut
évidemment à ce sujet bien séparer encore, comme pour les
modifications individuelles, l'atténuation et l'exaltation, et
rechercher séparément les conditions de l'une et de l'autre.

Les conditions dans lesquelles on voit se produire expérimentalement l'atténuation héréditairement transmissible
sont, d'une manière générale, les mêmes que celles qui procurent l'atténuation individuelle : ce sont toutes les causes de
destruction (chaleur, antiseptiques, oxygène, etc.) ; le résultat dépend de la manière dont l'agent destructeur est appliqué.
D'après ses observations sur le bac. anthracis, M. Chauveau a
pensé pouvoir formuler cette loi : si le virus est en état
d'inertie évolutive lorsqu'il subit l'influence atténuante, il
n'en éprouve qu'une variation individuelle, tandis que, s'il
évolue en présence de la condition modificatrice, il y a des
chances pour que la variation soit transmise par voie de
génération. Si donc une condition destructive agit sur des
éléments virulents en état de vie latente, d'une manière
brutale, ils subiront l'atténuation individuelle ; si l'agent
destructeur est appliqué avec plus de douceur, de manière
à permettre au microbe d'évoluer en sa présence, il pourra
produire l'atténuation transmissible. En d'autres termes, la
première résulte de l'exposition pure et simple à une cause
destructive ; la seconde est donnée par la culture en présence d'une *condition dysgénésique* [1].

_____

[1] Il est probable qu'il s'agit d'une condition dysgénésique même dans

Existe-t-il une atténuation fixée et transmissible qui n'entre
pas dans cette règle, et se fasse sans intervention d'une condition dysgénésique ? A ne considérer que les faits de laboratoire, les seuls dont je m'occupe en ce moment, je crois
qu'il faut répondre négativement. On a pu espérer, en propageant en culture artificielle un microbe pathogène, dans
d'excellentes conditions de vie saprophytique, le destituer de
sa virulence sans porter aucune atteinte à ses autres propriétés,
peut-être même en rehaussant sa végétabilité dans les milieux
de culture; autrement dit, on a pu hypothétiquement conce-
voir l'espoir d'atténuer un microbe pathogène en l'adaptant
ou l'accoutumant à la vie de saprophyte, ou, si l'on peut
ainsi parler, en le désadaptant de la vie de parasite. Mais, si
cette prétention a pu de prime abord paraître séduisante, je
ne sache pas qu'on l'ait réalisée : dans tous les faits de laboratoire expérimentalement démontrés, l'atténuation se présente comme le produit d'une condition dysgénésique.

La séparation entre les deux modes d'atténuation, individuelle et transmissible, n'est pas, à vrai dire, aussi formelle,
aussi schématique qu'il semblerait d'après cette description.
Comme partout, il y a des faits tranchés, qui n'excluent pas
des faits de transition. Par exemple, lorsque le virus charbonneux est soumis à la chaleur brutale, et est par là atténué,
les cultures qui naissent des éléments chauffés récupèrent,
il est vrai, la virulence perdue, mais non pas d'une manière
absolument complète, car les spores qui s'y forment se

les cas où l'atténuation résulte du passage dans des organismes animaux (par exemple, l'atténuation du virus rabique par le singe). Ici elle
ne ressort pas avec évidence; mais elle est rendue fort probable, d'abord
par l'analogie avec ce qui se passe *in vitro*, et aussi par les faits dans lesquels on voit un microbe pathogène s'atténuer au moins individuellement dans les tissus ou les humeurs d'un animal réfractaire, en
rapport évident avec une condition dysgénésique.

distinguent des spores normales par une aptitude à subir
mieux elles-mêmes l'influence atténuante de la chaleur[1].

Quant à la variation transmissible inverse, c'est-à-dire
l'exaltation telle qu'on la réalise expérimentalement, elle
trouve sa principale condition dans le passage à travers des
organismes animaux appropriés (petits oiseaux pour le virus
du choléra des poules, petits rongeurs pour le bacille du
charbon). On a cru longtemps que c'était là la seule condition de l'exaltation ; ou du moins on n'avait pas su la réaliser
autrement. S'il en était ainsi, il fallait désespérer de pouvoir
restituer la virulence complètement perdue ; car, dans l'état

---

[1] Il est très souvent impossible de dire si des éléments virulents
atténués le sont suivant le mode individuel ou suivant le mode transmissible; c'est lorsque l'agent virulent ne se prête pas à la culture en
milieu mort.

Il n'y a pas lieu, dans ce travail, d'insister sur l'*utilisation pratique*
des virus atténués. Beaucoup se demandent peut-être pourquoi la géné-
ralité du fait de l'atténuation n'a pas eu pour conséquence une
extension plus grande de la méthode des inoculations préventives
par les virus atténués. Il y a à cela plusieurs raisons, que je ne peux
développer : tous les microbes pathogènes ne confèrent pas l'immunité
contre eux-mêmes; si l'atténuation est un phénomène général, il n'est
pas toujours facile de la régler, de préciser et de fixer le degré de la
virulence; pour beaucoup d'agents infectieux, on n'a pas la ressource
de la culture artificielle; on manque souvent aussi d'une autre ressource
précieuse, la possibilité de produire la maladie sur un autre organisme
que celui de l'homme, et l'on hésite à prendre l'organisme humain
comme premier terrain d'expérience, etc. Peut-être l'espoir de méthodes nouvelles, plus fécondes encore, en germe dans de récentes
découvertes, détourne-t-il un peu l'attention des virus atténués. Quoi
qu'il en soit, la méthode n'a-t-elle pas de beaux succès à son actif?
C'est la vaccination contre le sang de rate, ce sont les inoculations
préventives contre le charbon symptomatique, qui dans diverses régions
ont procuré d'importants bénéfices à l'agriculture, sans parler de la
vaccination, moins brillante, contre le rouget des porcs; c'est la vaccination antirabique, dont bénéficie l'espèce humaine, et qui (la preuve
me semble faite) a déjà à son actif la conservation d'un grand nombre
d'existences humaines dans toutes les parties du monde.

d'atténuation complète, par définition le microbe ne se prête plus aux passages par les animaux. Le résultat obtenu par M. Chauveau sur le bac. anthracis a ouvert de nouveaux horizons : il prouve qu'un microbe atténué peut trouver en dehors de l'organisme animal une condition qui restaure son pouvoir pathogène. C'est la présence du sang[1] dans le bouillon de culture qui paraît pour le moment constituer, *in vitro*, la meilleure condition d'exaltation ; et il semble, à s'en rapporter au fait unique encore du charbon, qu'il y a une relation entre l'espèce animale qui fournit ce sang et les espèces pour lesquelles se manifeste plutôt l'exaltation. Le passage par des organismes appropriés reste néanmoins la condition dominante du rehaussement expérimental de la virulence ; mais, lorsque la suppression complète de celle-ci rend ces passages impossibles, on peut espérer trouver dans une condition de culture *in vitro* un moyen de les rendre possibles en faisant faire au microbe le premier pas dans cette voie des variations ascendantes.

Telles que nous les connaissons expérimentalement, quelle est la *nature* de ces variations de la propriété pathogène ?

Il est une notion qui se dégage d'elle-même de ce qui précède, si l'on considère les conditions qui procurent artificiellement l'atténuation des microbes pathogènes, c'est que la variation descendante de la propriété infectieuse doit résulter d'une déchéance, d'un affaiblissement de la vitalité. On a vu, en effet, que ce sont les conditions douées pour les microbes d'un pouvoir destructeur qui procurent l'atténuation, pourvu que leur action soit limitée, et aussi bien l'atténuation transmissible que celle qui n'est qu'individuelle. N'y a-t-il

---

[1] Si cette donnée se confirme, il faut convenir que cette condition n'est pas sans analogie avec le passage dans l'organisme.

pas déjà là un fait de nature à faire fortement présumer que l'être qui a subi ces influences ne doit pas être dans un état physiologique normal, et que l'atténuation résulte d'une dégradation de la vitalité?

Cette notion, déduite de la considération des causes, est-elle confirmée par l'étude des caractères des virus atténués? Les virus expérimentalement atténués se font remarquer par un défaut de résistance. Ceci est surtout évident pour les éléments infectieux qui ont subi l'atténuation individuelle : soumis une seconde fois à la condition qui a procuré l'atténuation, ou à une autre cause destructive, ils seront tués plus facilement ou plus vite que les éléments non atténués du même virus. Les agents virulents doués de l'atténuation fixée et transmissible manifestent aussi un défaut de résistance. Le vaccin charbonneux de M. Pasteur supporte moins bien le vieillissement en culture que le virus charbonneux normal. M. Smirnow a étudié la résistance de ce vaccin charbonneux à diverses causes de destruction, et il a vu qu'il était tué plus facilement que le bac. anthracis normalement virulent. Le virus charbonneux atténué par l'oxygène comprimé supporte très mal une nouvelle exposition à cette condition altérante : c'est un microbe affaibli, malade, et d'autant plus faible qu'il est plus atténué; car, si on le prend dans l'état d'atténuation maxima, qui simule presque un saprophyte, et qu'on le soumette de nouveau à l'oxygène comprimé, il ne peut pas subir une nouvelle atteinte à sa virulence sans mourir (Chauveau). Les spores elles-mêmes du bacille atténué par l'oxygène comprimé sont facilement détruites par ce gaz, tandis que celles du bacille à virulence normale lui résistent beaucoup.

Si l'on considère la végétabilité et les caractères botaniques des agents virulents atténués, on observe aussi des faits qui témoignent d'un abaissement de la vitalité.

Non, sans doute, le virus charbonneux, ou un autre, dans l'état d'atténuation, ne présentent pas des caractères morphologiques foncièrement différents de ce qu'ils sont dans l'être doué de l'activité normale ; mais il suffit de trouver quelques signes de déchéance pour en tenir 'grand compte au sujet de la nature de l'atténuation. Voyons ce qui se passe pour le virus charbonneux, de beaucoup le plus étudié de tous ; et négligeons même cette corrélation que l'on observe couramment dans les cultures de ce microbe entre la perfection des caractères morphologiques et l'intensité de la virulence, pour insister sur les observations auxquelles a donné lieu le vaccin charbonneux méthodiquement réalisé. C'est au bac. anthracis atténué par l'oxygène comprimé que l'on doit s'attendre à trouver les caractères morphologiques et la végétabilité dans leur état le plus normal ; car, par rapport au virus charbonneux atténué par d'autres moyens, il paraît relativement rigoureux. M. Chauveau enseigne que ce virus atténué végète dans les cultures d'une manière à peu près normale ; mais, entrant dans les détails, il signale divers caractères qui le distinguent du bacille normal, et qui tous sont des signes de déchéance : pour avoir la même quantité de mycélium, et des filaments aussi beaux, il faut faire les cultures dans des conditions particulièrement favorables, comme pour un être malade qui demande des soins ; si le début de la végétation se fait normalement (dans ces conditions d'eugénésie extrême), on trouve des divergences à la phase terminale, et l'on observe quelques signes de dégénérescence. D'après M. Chauveau, il se produit beaucoup de spores, mais celles-ci n'ont ni la grosseur, ni la forme, ni l'uniformité des spores normales ; peut-être même les spores sont-elles moins nombreuses qu'elles ne le paraissent, et faut-il, à côté des *spores rudimentaires*, faire la part des *pseudo-spores* résultant d'une dégénéres-

cence du contenu des filaments, d'une altération du protoplasma. M. Chauveau insiste beaucoup, il est vrai, sur la
conservation, à un haut degré, de la végétabilité dans le bac.
anthracis atténué ; mais cela ne veut pas dire que cette végétabilité soit parfaite. Le fait est clair lorsqu'on examine le gra-
phique par lequel il représente les relations entre les variations des diverses propriétés de ce microbe : on y voit que, si
la végétabilité est encore forte, lorsque la virulence est nulle,
elle a cependant sensiblement baissé, et qu'elle a même
légèrement faibli lorsque la virulence est seulement amoindrie. M. Smirnow, qui a étudié les propriétés du bacille
charbonneux et d'autres microbes dans l'état d'atténuation,
a mesuré, pour ainsi dire, par des procédés délicats,
l'énergie prolifique, et l'a trouvée plus faible dans les
microbes atténués que dans les mêmes microbes normalement virulents.

Tout concourt donc à établir cette conclusion, que l'atténuation est le résultat d'une dégradation de la vitalité, aussi
bien celle qui se transmet par voie de génération que celle
qui est seulement individuelle [1]. Ce que j'ai dit plus haut
au sujet de l'atténuation individuelle, je dois le répéter ici,
après avoir examiné l'atténuation transmissible : la variation
descendante de la propriété infectieuse, c'est l'un des caractères par lesquels se manifeste, dans le microbe pathogène,
l'abaissement de la vitalité. C'est la manifestation la plus
remarquée, la plus frappante de cette déchéance : quoi

---

[1] L'école de M. Pasteur fait une distinction radicale entre ces deux
modes, et refuse la qualification d'atténuation à l'affaiblissement
individuel du pouvoir pathogène. Tout en les distinguant, je crois
qu'il est légitime de leur donner une qualification commune pour
attester leur communauté de nature; sans compter que la limite
n'est pas toujours parfaitement tranchée entre ces deux modes d'atténuation.

d'étonnant ? la propriété dont il s'agit, se traduisant par des effets naturellement éclatants, ne peut moins faire que d'exprimer ses variations d'une manière particulièrement frappante. Je dirais volontiers que l'organisme animal, réactif de cette propriété, en grossit les variations, et que, si celles-ci nous paraissent si considérables, c'est en partie qu'elles sont amplifiées par l'extraordinaire sensibilité de l'appareil qui les mesure.

Tout ce qui vient d'être dit s'applique aux variations de laboratoire ou artificielles. Que dire sur le même sujet des *variations naturelles?* Leur déterminisme, leur signification méritent-ils la même appréciation? Il n'est pas possible ici de déduire un jugement de l'observation directe des faits, tels qu'on les connaît aujourd'hui : les notions sur eux sont trop rudimentaires. On commence à peine à étudier ces variations naturelles ; par conséquent on est encore loin d'être bien éclairé sur leur déterminisme et sur leur signification. Il est certainement permis d'affirmer que les conditions dysgénésiques, que nous voyons en œuvre dans tous les cas d'atténuation artificielle, jouent le plus grand rôle dans la production de l'atténuation naturelle; elles sont, en effet, largement représentées dans la nature (lumière, oxygène, électricité, écarts de température, sécheresse ou dilution excessive, corps des plus variés à pouvoir antiseptique). Mais faut-il conclure que ces conditions altérantes ou dysgénésiques représentent tout le déterminisme des faits d'atténuation? Ne peut-on pas supposer que les conditions les meilleures, les plus avantageuses d'une vie saprophytique sont capables d'accoutumer le microbe pathogène à ce mode de vie, et d'atténuer sa virulence en le déshabituant de la vie parasite? C'est là vraiment une hypothèse pure, et les faits de laboratoire me semblent de nature à en faire beaucoup douter. Il n'est pas démontré que l'atténuation soit réalisée dans la nature en dehors des conditions altérantes ou dysgénésiques.

Quant à l'exaltation dans la nature, c'est le passage à travers les organismes animaux qui doit être la condition prédominante. Il serait exagéré de prétendre que c'est la seule, puisqu'on a vu, dans les faits de laboratoire concernant le bac. anthracis, qu'un commencement de rehaussement dans la virulence peut être opéré dans la vie saprophytique; et, d'ailleurs, on connaît des exemples (pour le bac. coli notamment) d'exaltation naturelle dans les milieux inanimés. Mais il est impossible pour le moment de rien dire de précis sur la nature des conditions qui, en dehors de l'intervention de l'organisme animal, sont capables de rehausser la virulence. A part le milieu additionné de sang (expérience de M. Chauveau sur le bac. anthracis), l'expérimentation n'a encore rien trouvé de précis à ce sujet.

La question de la signification des variations naturelles est plus délicate encore. Très certainement un phénomène du même ordre que celui qu'on réalise dans les laboratoires, c'est-à-dire l'atténuation coïncidant avec un affaiblissement, l'exaltation avec un rehaussement de vitalité, doit être très largement représenté. Mais n'y a-t-il rien autre dans les variations naturelles ? Tout en ayant une tendance à conclure dans le sens exclusif, je ne peux pas me prononcer d'une façon ferme. En effet, certains spécimens naturels de microbes, qui se présentent comme des variétés atténuées d'agents infectieux, ne paraissent pas d'une manière évidente être des types affaiblis ; et certains faits ont été interprétés comme une atténuation coïncidant avec un renforcement de la vie saprophytique, ou inversement une exaltation de la virulence dépendant d'une diminution d'énergie [1]. Mais il

---

[1] Par exemple, pour un microbe considéré par Smith comme une variété du bacille du cholera-hog, et possédant à la fois une virulence

me semble que, partout où l'on a porté ce jugement, il s'agissait de faits plus ou moins hypothétiques ; la preuve ne me paraît pas vraiment faite. Il y a là matière à une recherche importante : y a-t-il dans la nature des atténuations ou exaltations de la propriété pathogène qui ne coïncident pas respectivement avec un certain affaiblissement ou un certain rehaussement de vitalité ? Il faudrait prendre plusieurs types considérés comme variétés d'une même espèce à différents degrés de virulence, les analyser comparativement au point de vue de leur énergie physiologique, de leur activité végétative, de la perfection dans leurs caractères morphologiques et évolutifs, de leur résistance, de l'ensemble de leurs propriétés, et voir s'il n'y a pas toujours des variations, je ne dis pas équivalentes, mais parallèles ou de même sens, dans la propriété pathogène d'une part, et d'autre part dans les autres propriétés, au moins dans les cas où il faut voir positivement des variétés ou des races, et non des espèces[1].

Pour conclure, je dirai que les variations de la propriété pathogène, qui ont fait l'objet de ce chapitre, témoignent d'oscillations dans l'énergie physiologique des microbes,

moindre et une végétabilité plus forte sur les milieux usuels que le bacille typique. J'ai entendu un chimiste distingué formuler l'intéressante hypothèse suivante : ne peut-il pas se faire que, pour certains microbes pathogènes, ce soit précisément dans un état d'affaiblissement qu'ils deviennent virulents, en émettant, par suite d'une élaboration chimique vicieuse, des produits toxiques que ne fabrique pas leur nutrition normale. La chose est théoriquement soutenable ; mais elle demande une démonstration, et, pour le moment, je la crois contraire aux faits bien établis.

[1] Dans une récente communication de M. Arloing, sur le pneumo-bacillus liquefaciens bovis, on remarque une certaine relation entre l'activité pathogène de ce microbe et l'intensité de son pouvoir liquéfiant : il a trouvé, côte à côte, dans une lésion, deux variétés de cet agent, dont l'une ne liquéfiait pas la gélatine et possédait une virulence moindre que la variété liquéfiante.

tout au moins pour les faits de laboratoire bien analysés ; laissant une certaine réserve pour les variations naturelles, où certainement un phénomène semblable doit jouer
le rôle prédominant, mais où il y a peut-être quelque autre
chose de très obscur encore qui réclame une enquête spéciale.
Toutefois, il faut affirmer que, pour un microbe susceptible
d'action pathogène, l'état parfait implique la présence de cette
propriété ; lorsque l'être ne la possède que d'une manière vir-
tuelle, c'est un état imparfait. Il faut absolument repousser
la thèse, émise par quelques médecins, d'après laquelle le
pouvoir pathogène ne serait qu'une propriété d'emprunt,
une chose surajoutée, un je ne sais quoi emprunté par le
microbe à l'organisme malade, comme s'il s'y imprégnait
d'une matière qu'il pourrait ensuite céder à un autre organisme. La virulence est une propriété intrinsèque, qui fait
partie de l'ensemble des attributs du microbe, à un rang
hiérarchique qui sera discuté plus loin : lorsque cette propriété est affaiblie ou suspendue, il est permis de dire que
le microbe n'est pas dans un état parfait et complet. D'où
l'on peut déduire, comme corollaire, qu'il doit exister des
saprophytes stricts ; car il répugne d'admettre que tous les
microbes qui se montrent dénués d'action pathogène sont
dans un état qui, s'il ne peut pas dans tous les cas être considéré comme une déchéance physiologique totale, peut au
moins être qualifié d'état imparfait ou incomplet.

Après cela, si l'on pose cette question : Ces variations de
virulence représentent-elles des transformations d'espèces ?
un microbe atténué doit-il être considéré comme une espèce
distincte du type pathogène d'où il est parti ? la réponse
doit être négative. Je me borne à cet énoncé ; car il s'agit là
d'une question générale qu'il est préférable d'examiner à la
fin de ce travail, dans un chapitre de récapitulation sur
l'ensemble des caractères des microbes.

III

On a observé, dans quelques cas, de curieuses variations consistant en ce qu'un agent virulent, dans un certain état, se montre affaibli pour une espèce animale, renforcé au contraire pour une autre, en d'autres termes des variations qui mériteraient simultanément le nom d'atténuation et d'exaltation suivant l'espèce animale sur laquelle le virus est éprouvé. Les faits de cette nature sont rares, si l'on ne considère que ceux qui sont bien étudiés et bien démontrés.

Le premier exemple d'une telle variation a été observé par M. Pasteur pour un microbe qu'il avait trouvé dans la bouche d'un enfant mort de la rage (qui n'avait d'ailleurs aucune relation avec la maladie rabique, et n'était autre probablement que le microbe de la pneumonie, hôte assez fréquent des premières voies respiratoires). Tel qu'on l'avait retiré de la bouche, ce microbe était très virulent pour les lapins, mortel aussi pour les cobayes nouveau-nés, mais ne tuait pas les cobayes adultes. Des passages répétés par les jeunes cobayes modifièrent sa virulence : il devint alors capable de tuer le cobaye adulte ; mais, chose curieuse, il était devenu en même temps inoffensif pour le lapin, chez lequel il se bornait à produire l'immunité à l'égard du type primitif du même microbe. La modification imprimée par l'organisme du jeune cobaye paraissait être une exaltation si l'on choisissait le cobaye comme réactif, une atténuation si on l'éprouvait sur le lapin.

M. Pasteur ne tarda pas à obtenir un résultat analogue avec le virus du rouget des porcs. Il s'était appliqué à modifier cet agent virulent, successivement, par les passages dans l'organisme du pigeon, et dans celui du lapin : le pigeon accroissait le pouvoir pathogène d'une manière simple, le virus devenant plus actif aussi bien pour le pigeon lui-même que pour le porc; le lapin avait modifié aussi la virulence, mais d'une manière curieuse, le microbe s'exaltant pour le lapin, en même temps qu'il s'atténuait à l'égard du porc. C'est le virus ainsi modifié que M. Pasteur utilisa pour les inoculations préventives des porcs contre le rouget (avec un certain succès, bien moins brillant toutefois que pour la maladie charbonneuse). Des expériences semblables faites sur cet agent virulent par M. Cornevin lui ont donné le même résultat, l'atténuation à l'égard du porc coïncidant avec une exaltation pour le lapin.

Le virus de la *rage*, d'après M. Galtier, en passant par le mouton, subit une modification qui se traduit par l'exaltation pour cette espèce et l'atténuation pour le lapin. Déjà M. Rey aurait vu ce virus, en passant également par le mouton, devenir plus actif pour lui, moins actif pour le chien.

Un curieux phénomène, qui peut être rapproché des faits précédents, a été observé par M. Chauveau, dans ses belles recherches sur l'atténuation du bac. anthracis par l'oxygène comprimé. Dans une première phase, la modification de l'agent virulent n'est pas encore une atténuation absolue, se montrant telle pour une espèce animale quelconque prise pour réactif : le microbe, tout en manifestant déjà un certain affaiblissement à l'égard du mouton, se montre au contraire un peu plus actif pour le cobaye; un peu atténué relativement à une espèce animale, il est comme exalté relativement à une autre.

M. Gamaleia dit avoir imprimé au *bacille en virgule*, par des artifices de culture, des modifications de virulence, qui rentrent dans cette catégorie de faits. En cultivant le microbe dans des liquides à concentration saline un peu forte, il a exalté son pouvoir pathogène ; mais les diverses races ainsi obtenues ne se comportaient pas de même lorsqu'on les essayait sur des espèces animales différentes : l'une d'elles possédait le maximum d'action à l'égard du cobaye, une autre, moins virulente pour cette espèce, était plus active que la première à l'égard du lapin.

Dans les expériences de MM. Gilbert et Roger sur la *tuberculose* des gallinacés, on voit le bacille aviaire, propagé sur les mammifères (cobayes et lapins), subir dans ce passage une variation de son pouvoir infectieux, qui le rend moins malin pour la poule, plus actif au contraire à l'égard du cobaye.

Le bacille qui produit la *tuberculose* de l'homme et du bœuf et celui qui détermine la tuberculose des gallinacés ont été séparés, comme espèces distinctes, avant tout parce que le premier paraissait incapable de tuberculiser les poules, tandis que le second, bien plus malin pour ces dernières, se montrait au contraire presque inoffensif pour les mammifères. Mais les faits précédents s'opposent vraiment à ce qu'on considère ce caractère distinctif comme un motif de séparation radicale. N'y aurait-il pas dans ces deux bacilles une même espèce sous deux états de variation du genre de celles que j'envisage ici? D'autant mieux que l'opposition est moins complète qu'on ne l'avait cru d'abord : MM. Gilbert et Roger, MM. Courmont et Dor ont vu que le bacille de la tuberculose aviaire pouvait quelquefois déterminer chez le cobaye une tuberculose complète ; et, inversement, MM. Cadiot, Gilbert et Roger ont montré que l'immunité de la poule à l'égard du bacille de la tuberculose des mammifères n'est pas absolue. Je crois donc, conformément à la manière de voir de ces auteurs, accueillie d'ailleurs favorablement et professée par M. Arloing, que ces virus ne sont que deux variétés d'une même espèce, sous deux états inverses de variation dans l'activité relative, le bacille aviaire étant, comparativement à l'autre, exalté pour les gallinacés, atténué au contraire relativement à l'organisme des mammifères.

Les exemples de variations dans l'activité relative du pouvoir infectieux, réalisées expérimentalement, sont encore fort peu nombreux. Mais ils suffisent à nous permettre de soupçonner pour d'autres microbes pathogènes l'existence de variations analogues qui seraient l'œuvre de la nature. Il est permis de poser la question toutes les fois qu'on est en présence de deux ou plusieurs agents virulents qui se montrent semblables ou très analogues par tous leurs caractères, sauf que le domaine zoologique de leur action pathogène n'est pas le même. Le fait qu'un agent virulent trouve son meilleur terrain d'évolution dans une espèce animale, qui n'est pas la plus sensible à l'action d'un autre par ailleurs identique au premier, a pu être considéré comme un motif de séparation radicale : l'existence du phénomène si curieux des variations dans l'intensité relative de la propriété infectieuse est de nature à imposer maintenant une certaine réserve à ce sujet, ou du moins à mettre en suspens le jugement, dans chaque cas particulier, jusqu'à ce qu'une analyse soignée et une expérimentation variée aient décidé si la différence en question est ou non irréductible. Voici quelques exemples.

On a trouvé dans une septicémie du lapin (Toussaint), et dans une septicémie des canards (Cornil et Toupet), des microbes fort semblables à celui du choléra des poules, sauf pour leur degré de force à l'égard des diverses espèces animales. Le premier est très malin pour le lapin, inoffensif pour la poule ; mais il acquiert une grande virulence pour elle, par une série de passages chez le pigeon, au point de s'identifier avec le microbe du choléra des volailles. Le second est inactif à l'égard de la poule et des pigeons, très

peu actif pour le lapin, mais montre une grande malignité
à l'égard du canard. Ne serait-ce pas là des variétés du microbe du choléra des poules, sous divers états de virulence,
caractérisés par une activité forte pour une espèce et amoindrie à l'égard des autres?

Un magnifique exemple de variations naturelles du pouvoir pathogène, du mode qui fait l'objet de ce chapitre,
serait fourni par la variole et la vaccine, si l'hypothèse qui
veut n'y voir qu'un seul et même virus sous deux états
particuliers était démontrée vraie. En effet, le virus variolique détermine dans l'organisme du bœuf et du cheval
des effets morbides beaucoup plus légers que le virus de la
vaccine, c'est-à-dire que, chez ces espèces, ces deux agents
virulents manifestent, l'un par rapport à l'autre, une différence d'activité inverse de celle qu'accuse l'organisme humain. Si le virus de la vaccine dérive de celui de la variole,
on ne peut donc pas dire que ce soit du virus variolique
atténué, d'une manière absolue; si c'est une atténuation
relativement à l'organisme de l'homme, c'est au contraire
une variation ascendante relativement aux organismes des
bovidés et des solipèdes. Mais cette relation reste jusqu'ici
une pure hypothèse; et, s'il est vrai que le virus vaccinal
dérive du virus variolique (ou inversement), cette transformation, œuvre de la nature, est jusqu'ici restée hors de la
portée de l'expérimentation (Chauveau).

Je pourrais citer plusieurs autres exemples d'agents pathogènes[1] dont la séparation radicale, basée surtout sur leur
manière de se comporter, respectivement, à l'égard de plusieurs espèces animales, serait susceptible d'être remise en
question à la lumière des faits précédents démontrés par

---

[1] Par exemple, les bacilles de la septicémie gangréneuse et du
charbon symptomatique, si analogues dans leur morphologie, leurs
propriétés biologiques et la nature de leurs effets pathogènes.

l'expérimentation. Toujours est-il que, lorsqu'il s'agit de décider si deux microbes sont deux espèces nettement séparées, ou deux races ou variétés d'une même espèce, il est prudent et même nécessaire de compter avec ces faits, et de ne pas oublier le curieux phénomène des variations dans l'intensité relative du pouvoir pathogène.

Il est essentiel de distinguer en deux catégories les faits dont il vient d'être question : ceux qui ont été réalisés expérimentalement; et ceux qui seraient l'œuvre de la nature, et n'ont pas été jusqu'ici artificiellement reproduits. La distinction est importante, attendu que les premiers seuls doivent être sûrement interprétés comme des variations; pour les seconds, l'interprétation est tout à fait hypothétique, et ne résulte que d'une induction basée sur la connaissance des autres. Pour que la chose cessât d'être hypothétique, pour qu'il fût sûr que la variole et la vaccine par exemple (les modèles du genre) dérivent d'une même souche, ou l'une de l'autre, il faudrait au moins, à défaut de reproduction expérimentale, que l'observation assistât d'une manière très claire à cette transformation naturelle; et jusqu'à présent on a vu plutôt le contraire, c'est-à-dire la fixité absolue de chacun de ces virus. La fixité d'une part, le défaut de fixité de l'autre, telle est en effet la différence fondamentale qui distingue en deux catégories les faits rapprochés dans ce chapitre. Dans les faits d'ordre expérimental, on a affaire à des variations qui manquent de fixité : c'est le cas pour le virus modifié du rouget, qui montre une grande tendance au retour vers le type primitif ou à des variations désordonnées. Au contraire, les types virulents qui ont été indiqués comme étant peut-être le produit naturel de variations analogues sont remarquablement fixes, à tel point que ces variations mêmes auxquelles on les rapporte restent hypothétiques et discutables.

C'est le passage à travers des organismes animaux déterminés qui s'est montré le facteur essentiel dans la réalisation des principaux faits d'ordre expérimental de ce chapitre. Pour les autres, ceux que l'on peut supposer être le produit de variations naturelles, c'est encore l'intervention de l'organisme animal que l'on invoque. Or, on a vu déjà que, pour imprimer à la virulence ces variations, de nature plus simple, qui ont été étudiées dans le chapitre précédent, l'influence de l'organisme animal représente la condition la plus efficace. Par conséquent, l'organisme des animaux, capable d'imprimer à la propriété pathogène des microbes des variations de diverse nature, paraît devoir être considéré comme le modificateur le plus puissant de cette propriété.

Il n'est pas facile à l'heure actuelle de donner de ces faits une interprétation satisfaisante. On s'explique aisément une atténuation ou une exaltation absolues de la propriété infectieuse, plus ou moins liées à des variations dans l'énergie totale du microbe. Mais, en présence d'un microbe qui paraît affaibli si on l'essaie sur une espèce, renforcé si on l'éprouve sur une autre, on n'aperçoit pas d'explication bien satisfaisante. On a comparé ces faits aux phénomènes d'acclimatement, d'adaptation aux changements de milieu, que l'on remarque dans les autres êtres : on dira, par exemple, que le microbe du rouget, qui est devenu exalté pour le lapin, atténué pour le porc, s'est adapté à l'organisme de la première espèce ; les partisans d'une étroite parenté entre la variole et la vaccine diront que c'est le même virus, adapté ici à l'organisme du bœuf, là à celui de l'homme. C'est là une tentative d'explication qui satisfait quelque peu l'esprit en présence de ces faits. Mais je ne puis m'empêcher de faire remarquer que ce n'est qu'une demi-explication : en disant qu'une variation du pouvoir pathogène d'un microbe résulte d'une adaptation aux conditions que lui présente telle espèce animale, on ne fait pas beaucoup plus qu'énoncer le fait d'une manière élégante. En quoi consiste cette adaptation ? Je sais bien qu'on pourrait demander aussi en quoi consiste au fond une oscillation dans la force totale ? mais il me semble que, parler d'une variation de vitalité, c'est satisfaire davantage l'esprit, c'est aller plus loin dans la voie de l'explication (laquelle, dans aucun cas, ne peut être parcourue jusqu'au bout) que lorsqu'on invoque seulement une adaptation.

Est-il bien sûr d'ailleurs que l'hypothèse d'une simple modification dans l'énergie totale soit ici inacceptable, au moins pour quelques-uns de ces faits ? Smirnow, qui s'est attaché à préciser l'état de vitalité générale des microbes atténués, dit avoir constaté un affaiblissement total, non seulement chez le virus charbonneux, ou d'autres ayant subi ce que j'appelle l'atténuation absolue, mais même chez le virus du rouget atténué pour le porc suivant la méthode de M. Pasteur, c'est-à-dire amené à l'état que j'ai cité plus haut comme l'un des exemples les mieux observés de variation dans l'activité relative. Je rappelle aussi le curieux phénomène observé par M. Chauveau dans l'atténuation du bac. anthracis, c'est-à-dire la légère exaltation pour le cobaye, en coïncidence avec un commencement d'atténuation à l'égard du mouton, dans la première phase d'un traitement qui aboutit évidemment à un affaiblissement total. Les actes physiologiques qui entrent en jeu de part et d'autre, et du côté des microbes pathogènes, et du côté de l'organisme, dans la lutte réciproque qui constitue l'infection, sont si complexes et, dans l'état actuel de la science, tellement obscurs, qu'en pareille matière on ne saurait être pour le moment trop prudent en fait d'interprétation. Ce n'est pas à dire que je propose pour les faits étudiés dans ce chapitre la même interprétation générale que pour ceux du chapitre

précédent; je veux dire seulement que peut-être il n'y a
pas en réalité entre ces deux catégories de faits une séparation aussi radicale qu'en apparence.

Il est donc possible que, pour certains faits de ce chapitre,
particulièrement pour ceux d'ordre expérimental, il y ait lieu
d'invoquer de simples oscillations dans l'énergie physiologique totale : certains organismes réagiraient un peu plus en
présence du microbe affaibli qu'en présence de son état parfait, phénomène qui semble paradoxal, mais dont les détails
que je viens de donner paraissent établir la réalité, phénomène rare d'ailleurs et qui ne se réaliserait que pour certains
agents infectieux et d'une manière exceptionnelle. Toutefois,
pour les faits d'ordre naturel, où par induction on suppose
une variation d'un mode analogue, la même interprétation
n'est vraiment guère acceptable. En effet, pour prendre
l'exemple le plus intéressant et le plus remarqué, les deux
virus vaccinal et variolique sont tous deux des virus forts.
M. Chauveau a énergiquement relevé l'erreur qui consiste
à assimiler la relation de ces virus entre eux à celle d'un
même agent virulent sous ses deux états de virus fort et de
virus atténué : « Le virus variolique naturel est un virus
fort ; le virus vaccinal naturel en est un autre. — Si le
virus vaccinal dérive du virus variolique, il y a eu transformation d'un virus fort en un autre virus fort. » Il y a ici
une variation plus profonde et plus intime que dans le cas de
variation dans l'activité absolue; il est bien difficile de serrer
de près le mécanisme du phénomène : on ne peut guère que
proposer, à titre d'explication, le mot « adaptation ».

Celles de ces variations que l'on a réalisées expérimentalement ne donnant lieu qu'à des produits qui manquent de
fixité, il est certain qu'il ne faut pas voir dans ces produits
autre chose que des races. Les variations naturelles suppo-
sées étant au contraire très bien fixées, on peut à la rigueur

qualifier d'espèces les types qui en seraient les produits, et qui se présentent avec des caractères différentiels irréductibles ; mais jusqu'ici c'est l'œuvre exclusive de la nature.

IV

Dans les considérations générales par lesquelles j'ai commencé ce chapitre sur les variations de la fonction pathogène, j'ai laissé entendre que le pouvoir infectieux était susceptible de varier, non seulement dans son degré, mais aussi dans sa qualité ou sa modalité. En effet, ce ne sont pas seulement des troubles morbides variés dans leur intensité que peut produire un même microbe, ce sont aussi des troubles bien distincts par leurs caractères et leur forme. Il y a lieu, sinon d'admettre d'emblée et sans examen, au moins de mettre en question des variations dans la qualité ou la modalité de la propriété virulente, lorsqu'on obtient avec un même microbe des troubles morbides si dissemblables, qu'on est tenté de dire qu'un même agent peut déterminer des maladies différentes : question importante, qui tend à ébranler ou à modifier la notion de la spécificité des agents pathogènes. Avant de citer des exemples, je dois dire tout d'abord qu'il est difficile de bien distinguer les faits où la variété des phénomènes morbides dépend vraiment d'une variation du microbe, de ceux où elle résulte des conditions inhérentes au milieu animal.

Le même microbe *(streptococcus pyogenes, erysipelatos, puerperalis)* détermine chez l'homme l'érysipèle, des phlegmons et des suppurations diverses, les diverses formes, cependant bien variées (phlegmoneuses, septicémiques, diphtéroïdes) de l'infection puerpérale. On l'a même trouvé dans des cas de purpura hémorragique, d'éléphantiasis. D'après les recherches de MM. Arloing et Chantre, il peut être l'agent de l'infection purulente la plus caractérisée. L'expérimentation produit également avec ce microbe, chez l'animal, des troubles morbides bien divers. C'est tantôt simplement de l'érysipèle, tantôt de la suppuration ; ce peut être aussi de la septicémie, c'est-à-dire une maladie générale rapidement mortelle, sans lésions anatomiques appréciables, ou encore de l'infection purulente. M. Arloing a particulièrement étudié les variations de la modalité virulente de ce microbe : partant d'un échantillon qui provenait d'une septicémie puerpérale, il l'a vu produire chez le lapin, suivant les conditions dans lesquelles il avait été cultivé, de la septicémie, de la péritonite, des suppurations chroniques du tissu cellulaire ; expérimentant avec un spécimen tiré d'une pyohémie, il a produit, suivant les conditions expérimentales, de l'érysipèle, de la suppuration circonscrite, de la suppuration diffuse, de l'infection purulente. M. Roger dit avoir vu le streptocoque, en imminence d'atténuation complète, et avant de se montrer destitué de tout pouvoir pathogène, déterminer chez le lapin une maladie chronique avec myélite systématique.

Le *staphylocoque pyogène* détermine également chez l'homme des affections bien variées (suppurations très diversement localisées, endocardite infectieuse, purpura hémorragique, adénie, etc.). Chez l'animal, on peut obtenir avec ce microbe des morts rapides sans lésions appréciables (septicémie), des suppurations disséminées, des arthrites suppurées, des ostéites chroniques, etc.

Rien n'est plus varié que les affections que détermine le *bacille tuberculeux* de Koch. Pour ne faire allusion qu'à la diversité que peut présenter le processus morbide pour une même localisation, ce bacille produit, en se fixant dans les poumons, tantôt la phtisie commune, tantôt la granulie, d'autres fois une affection simulant une pneumonie banale. En infectant des animaux avec des cultures de ce microbe, on obtient également des effets divers : ce sont souvent des lésions tuberculeuses qui envahissent successivement les différents appareils ; ce peut être aussi une maladie à forme septicémique, sans lésions grossières des organes.

Un exemple bien frappant du phénomène qui m'occupe a été observé par M. Courmont chez un bacille retiré d'une tuberculose spéciale du bœuf. Tel que le fournit l'organe d'où on l'isola, ce microbe déterminait chez le lapin des lésions tuberculeuses, et ne produisait que de la septicémie chez le cobaye. Mais on le vit changer ses propriétés dans les cultures en bouillon : prises à un certain âge, ces cultures provoquèrent de la septicémie chez le lapin et une infection tuberculeuse chez le cobaye.

Le *bac. coli* nous fournit aussi un intéressant exemple de variation dans la modalité de la virulence. On l'a trouvé, comme cause pathogène, dans des péritonites, des méningites, des abcès du foie ; on lui a attribué certaines entérites, des cas de choléra nostras ; G. Roux et moi croyons que c'est lui qui est l'agent infectieux de la fièvre typhoïde. Il faut dire aussi, pour ceux qui le séparent radicalement du bac. coli, que le *bacille d'Eberth* n'est pas rigoureusement spécial à la fièvre typhoïde : on a trouvé quelquefois un bacille, qui a été qualifié de bacille d'Eberth, dans des organes de malades atteints d'affections (pleurésie, etc.) n'ayant aucune ressemblance avec la dothiénentérie. Si on étudie les effets du bac. coli et du bacille d'Eberth sur les animaux, on voit aussi que les troubles morbides diffèrent, suivant les cas, autrement que par l'intensité : tel échantillon de bac. coli ou d'Eberth porte son action surtout sur la rate, qu'il tuméfie, tel autre influence surtout les tuniques intestinales, qu'il enflamme; quelquefois ils tuent sans lésions macroscopiques. S'abstenant le plus souvent de produire du pus, ils manifestent parfois un pouvoir pyogène plus ou moins accentué, aussi bien le bacille d'Eberth (G. Roux, etc.) que le bac. coli. J'ai vu un échantillon déterminer chez le cobaye, non seulement un abcès au lieu de l'inoculation, mais même des lésions suppurées répandues dans plusieurs viscères; mais il posséda cette propriété d'une manière tout à fait fugace, et, réinoculé aux cobayes, après culture, il les tua, comme c'est la règle, sans suppuration.

Le *pneumocoque* peut, d'après Kruse et Pansini, déterminer des processus morbides dont la forme anatomique varie, chez la même espèce animale, suivant l'échantillon naturel que l'on expérimente.

Ces exemples suffisent à fixer les idées sur ce que j'entends par variations de modalité. Mais il importe d'en discuter la signification.

S'il ressort d'une manière évidente qu'un même agent infectieux peut produire des troubles morbides de formes bien diverses, il n'est pas tout à fait aussi clair qu'il faille nécessairement conclure à des variations dans la qualité du pouvoir pathogène. En d'autres termes, si la modalité des *effets* d'un microbe varie, cela implique-t-il des variations dans la modalité de ses *propriétés* ?

Il est certain que des conditions très multiples concourent à produire ces variations dans la modalité des effets. Ce sont, en premier lieu, des conditions extrinsèques aux agents infectieux. La voie par laquelle les agents pathogènes pénètrent dans l'organisme a une énorme influence, non seulement, comme je l'ai dit plus haut, sur le degré de gravité des troubles morbides, mais encore sur leur modalité. Il en est de même de la localisation du virus, condition qui, jusqu'à un certain point, se confond avec la précédente, mais cependant en est souvent distincte. C'est-à-dire que le même agent virulent, entrant dans l'organisme par des portes diverses, ou, une fois introduit, se fixant, pour des raisons qu'il n'y a pas lieu d'examiner ici, dans des organes différents, produira, sans pour cela avoir nécessairement des propriétés différentes, sans avoir lui-même varié, des troubles morbides très divers, que l'on qualifiera de maladies différentes, et qu'*a priori* la pathologie eût été tentée d'attribuer à des agents pathogènes multiples. Mais ce n'est pas tout : lorsque la variété des troubles morbides résulte réellement de variations dans la propriété pathogène de l'agent virulent, il peut se faire qu'il s'agisse simplement de variations dans le degré ou l'intensité de ce pouvoir pathogène. Voici quelques preuves de cette assertion.

Le microbe du *choléra des volailles,* doué de toute son activité, produit chez les poules une maladie rapidement mortelle sans lésions grossières d'organes, en d'autres termes une septicémie ; s'il est atténué, il provoque au lieu de l'inoculation une lésion gangréneuse et purulente. Le *pneumocoque* très virulent tue le lapin par septicémie ; doué d'une activité moindre, il provoque des lésions phlegmasiques au lieu d'introduction, notamment de la pneumonie, si on l'injecte dans le poumon. Que l'on injecte à plusieurs lapins divers échantillons de *staphylocoque pyogène* sous des états variés de virulence, toute autre chose étant égale d'ailleurs, l'un tuera par simple septicémie, sans localisation apparente, un autre, moins actif, provoquera un grand nombre de petits foyers de suppuration dans les reins, les muscles et le cœur, le plus atténué se fixera sur les os et les articulations et provoquera des ostéites et arthrites chroniques. M. Roger a observé que la forme anatomique de l'infection déterminée chez le lapin par le *pneumo-bacille* (de Friedlænder) varie suivant le degré d'activité de ce microbe : il l'a vu notamment, dans l'état de virulence forte, produire une septicémie hémorragique avec gonflement des plaques de Peyer et hémorragie intestinale, et, d'autre part, dans l'état d'atténuation, déterminer une maladie chronique avec lésions rénales.

Je pourrais citer d'autres exemples qui montrent par quels caractères, souvent surprenants au premier abord, peuvent se manifester les variations dans le degré de virulence des agents pathogènes. La donnée la plus claire qui ressort de l'ensemble des faits, et peut être présentée comme une loi, c'est qu'un microbe pathogène, qui détermine dans une espèce animale, lorsqu'il est doué de son activité maxima, une maladie générale sans localisations apparentes (septicémie), provoque chez la même espèce, s'il est employé dans un état d'atténuation (toute chose égale d'ailleurs au point de vue de la quantité introduite, du mode d'introduction, etc.), des lésions anatomiques plus ou moins importantes, dont la forme varie suivant les espèces microbiennes, et parmi lesquelles une des plus fréquentes est la suppuration. En somme, le degré de virulence des agents pathogènes ne se borne pas à commander purement et simplement l'intensité et la gravité de l'affection qu'ils déterminent, mais commande aussi les formes anatomiques et cliniques des maladies [1].

Eh bien, dans les faits que j'ai rapportés comme exemples de variations de modalité, y a-t-il réellement autre chose que

---

[1] On pourrait à la rigueur invoquer des variations simultanées, mais distinctes, dans le degré, et dans la modalité du pouvoir pathogène ; mais, lorsqu'on voit que le fait est général, qu'il suffit de soumettre un agent infectieux à une condition atténuante, pour voir changer, non seulement l'intensité, mais la forme de ses effets, on est forcé, je crois, de reconnaître que des variations dans le degré du pouvoir pathogène peuvent simuler des variations dans la modalité de ce pouvoir.

des oscillations dans le *degré de la virulence*, et une diversité d'effets résultant de *conditions extrinsèques?* Pour le cas du streptocoque, les diverses modalités virulentes étudiées par M. Arloing sont obtenues dans des conditions qui exaltent ou atténuent la virulence : la diversité des troubles morbides ne paraît être que le résultat de variations dans l'activité de la fonction pathogène. Les diverses maladies de l'infection tuberculeuse ne s'expliqueraient-elles pas par des différences dans la quantité, la porte d'entrée, la localisation, la réaction de l'organisme, le degré de force du bacille? De même pour le bac. coli, les mêmes conditions ne peuvent-elles pas expliquer la variété de ses effets, sans qu'il soit nécessaire de faire intervenir des qualités ou modalités variées dans sa propriété infectieuse ? je ne suis pas convaincu que même la production de maladies aussi différentes que le choléra nostras d'une part, la fièvre typhoïde de l'autre, ne puisse résulter de variations simples dans le degré d'activité, combinées ou non avec des différences dans la quantité, la voie d'introduction, le lieu de fixation, la réaction de l'organisme, etc.

Je ne nie pas absolument l'existence de variations portant à proprement parler sur la *qualité* ou la *modalité* de la propriété infectieuse. Mais je ne les admets qu'avec une certaine réserve, en faisant bien remarquer que des conditions tout autres en imposent pour elles ; et je crois que, séparées de tout ce qui les simule, les variations de modalité, si tant est qu'elles existent, constituent un phénomène rare, en tout cas beaucoup moins fréquent que les apparences ne le feraient admettre.

Cette critique vise surtout cette idée, fréquemment défendue par certains cliniciens, que la propriété pathogène d'un microbe n'est pas une propriété fondamentale, que ce n'est qu'un pouvoir d'emprunt dont le microbe se charge du fait

de sa vie dans l'organisme malade, et que la même espèce
microbienne peut ainsi, de même qu'on change de vêtement,
se revêtir successivement d'états de virulence les plus divers,
au gré du processus morbide qui les lui communique. Je
repousse absolument cette interprétation, qui représente
une exagération manifeste, et je préfère même douter des
variations de modalité en tant qu'indépendantes et distinctes
des variations pures et simples dans l'intensité de la puissance pathogène.

S'il était bien démontré que les variations de la modalité
virulente existent réellement comme phénomène à part, on
pourrait les comprendre de la manière suivante. Le pouvoir
pathogène résulte peut-être de plusieurs fonctions chimiques :
or, on a vu que des variations peuvent, parmi les fonctions
chimiques, en atteindre une d'une manière prédominante ;
la modalité pathogène pourrait donc tenir à des oscillations
de force portant d'une manière inégale sur les diverses
propriétés dont l'ensemble constitue la virulence [1].

---

[1] Quelle qu'en soit l'interprétation, ces faits n'entraînent-ils pas la
suppression de la notion de spécificité des agents infectieux? Si un
microbe peut provoquer des troubles morbides divers, peut-on conti-
nuer à dire que chaque maladie a son agent spécifique ? Il est vrai que
la notion de spécificité se trouve atteinte; mais elle ne doit pas pour
cela être anéantie: elle doit seulement être modifiée. En effet, un microbe pathogène a beau pouvoir produire des troubles morbides variés,
ceux-ci ne sont pas variés à l'infini; les effets d'un même agent sont
multiples, ils ne sont pas quelconques. Comme, d'autre part, il n'y a
pas similitude entre les phénomènes morbides produits par un microbe
et ceux d'un autre, et qu'une analyse attentive peut toujours, surtout
si l'on considère leur ensemble, y trouver des différences, on peut dire
qu'un agent pathogène est spécifique de l'ensemble des troubles morbides qu'il est capable de déterminer; et cela d'autant mieux que, dans
les différents troubles morbides que peut provoquer un agent infectieux,
on relève fréquemment un caractère anatomique commun, capable
d'en faire une unité, comme par exemple dans la tuberculose. Cet

V

*Récapitulation des variations dans la propriété patho-
gène.* — Ayant dû distinguer dans les variations de la propriété pathogène plusieurs catégories, j'ai formulé à la fin de
chaque division de ce chapitre des conclusions spéciales à
chacune d'elles. Il est bon maintenant de rapprocher et de

exemple est ici particulièrement intéressant : c'est l'un des cas les plus
remarquables de réunion des effets divers réalisés par un même microbe dans une conception d'ensemble, un tout ou une même maladie,
la tuberculose. Ce qu'on a fait pour les effets du bacille tuberculeux,
pourquoi ne le ferait-on pas pour ceux de chaque microbe pathogène?
Le bacille de Koch a sa synthèse; pourquoi chaque agent infectieux
n'aurait-il pas la sienne? C'est un bouleversement du langage médical à
opérer, une vraie révolution dans la classification de la pathologie;
mais cette substitution du point de vue pathogénique au point de vue
anatomique et clinique, outre qu'elle est essentiellement scientifique,
relève, en l'étendant, la notion de spécificité. La synthèse en une
conception unique, en une entité si l'on veut, des effets divers produits
par un même agent infectieux rend à celui-ci le caractère spécifique.
Le bacille tuberculeux, non spécifique de la phtisie pulmonaire, est
spécifique de la tuberculose (bacillaire de Koch); le staphylocoque
pyogène, s'il n'est spécifique ni du furoncle ni de l'ostéomyélite en
particulier, l'est de l'infection staphylococcienne, etc. Un microbe
pathogène peut et doit être dit spécifique, non plus de la maladie à
l'ancien sens étroit du mot, mais de la maladie constituée par l'ensemble
de ses effets. Ce qui ruinerait entièrement la notion de spécificité, c'est
la conception des variations indéfinies et illimitées dans la propriété
infectieuse, équivalant à la négation même de cette propriété; mais,
si les variations de modalité sont le plus souvent (sinon toujours) plus
apparentes que réelles, si pour un même agent infectieux la propriété
pathogène ne varie guère au fond que quant à son degré d'activité, la
spécificité persiste, car elle n'est autre que cette propriété même. Donc,
en faisant le procès des variations de modalité proprement dites, j'ai
plaidé la cause de la spécificité.

comparer dans une rapide vue d'ensemble les divers modes suivant lesquels peut varier cette propriété.

En premier lieu, la propriété pathogène varie dans son *degré d'intensité* et d'une manière *absolue*. Ce phénomène peut lui-même se présenter sous deux aspects différents.

La variation peut être purement individuelle. C'est le fait qui se prête à l'interprétation la plus claire : il s'agit simplement d'oscillations dans la force d'éléments microbiens, sous l'influence des conditions modificatrices auxquelles ils sont eux-mêmes soumis. Il est surtout permis d'observer, sous ce rapport, des variations descendantes ; elles se produisent toutes les fois que des éléments pathogènes sont soumis à une cause de destruction, dont l'action limitée se borne à les affaiblir [1].

La variation, du même ordre, peut se présenter avec un caractère qui la rend beaucoup plus intéressante. Ce sont, comme dans le cas précédent, des amoindrissements ou des rehaussements, en d'autres termes des oscillations descendantes ou ascendantes, dans l'activité infectieuse ; mais ici la variation ne se limite pas aux éléments mêmes qui ont été exposés à la condition modificatrice : elle se retrouve dans les éléments qui naissent d'eux, elle se transmet héréditairement. Cette transmission héréditaire est plus ou moins parfaite ; la variation est plus ou moins bien fixée : elle l'est souvent assez pour qu'on ait pu croire à la production expérimentale d'espèces nouvelles. A s'en tenir aux faits de laboratoire ou d'observation certaine, la fixité n'est jamais complète, et la transmission héréditaire est encore, dans les cas

---

[1] Il serait fort légitime de contester à ces oscillations purement individuelles de la propriété pathogène la qualification de variations, en prenant ce mot dans son sens général. Je n'ai cependant pas pu passer ces faits sous silence, à cause des rapports extrêmement étroits qu'affectent ces modifications purement individuelles avec les variations héréditairement transmissibles du pouvoir pathogène.

les plus remarquables de variations descendantes, troublée,
soit par une accentuation de l'atténuation, soit par une tendance au retour du pouvoir pathogène. Si l'observation faite
par M. Chauveau se généralisait, il faudrait dire que les
variations ascendantes sont mieux fixées que les descendantes. Ces oscillations, ascendantes ou descendantes, dans
la propriété infectieuse, sont en rapport le plus souvent
avec des oscillations parallèles dans l'énergie totale : le pouvoir pathogène rend témoignage, d'une façon éclatante, en
vertu de la délicatesse du réactif animal, des variations dans
la vitalité du microbe. Ce jugement ressort de l'examen des
qualités des virus atténués, et aussi des conditions dans lesquelles on voit se produire l'atténuation ou l'exaltation des
virus. J'ai dit cela pour les faits expérimentaux ; et j'ai dû
rester sur la réserve au sujet de l'application pure et simple
de cette interprétation aux variations naturelles de ce même
mode. Poussée au maximum, la variation descendante
semble anéantir la propriété pathogène : d'après M. Chauveau, l'annulation n'est pas complète, et le microbe pathogène le plus atténué n'est pas assimilable avec un saprophyte ; mais la ressemblance est frappante, et, étant donné
que dans la nature les variations de ce mode sont très répandues, il est fréquent qu'en pratique on se trouve en présence d'un microbe pathogène caché sous les apparences
d'un saprophyte [1].

En second lieu, on a vu que la propriété pathogène
pouvait subir des variations quant à son intensité, non
plus absolue comme dans les cas précédents, mais *relative*

---

[1] Contestera-t-on à ces faits la signification de variations? L'esprit
naturaliste pur peut le faire. Mais les savants spéciaux les plus autorisés emploient sans hésitation le mot « races » pour désigner les degrés
divers de l'activité pathogène, et l'on a été jusqu'à parler de transformations spécifiques.

aux espèces animales prises pour réactif. C'est là une catégorie de faits beaucoup plus obscure que la précédente. A s'en tenir aux faits de cet ordre expérimentalement établis, ils sont très peu nombreux. Mais, à la lumière de ceux-ci, j'ai dit qu'il était permis de voir dans certains virus à l'état naturel des exemples de variations analogues : en présence de deux agents virulents en tout semblables, sauf que l'ordre de réceptivité des espèces animales n'est pas le même pour tous deux, on peut se demander s'il ne s'agit pas d'une seule espèce, sous deux états d'une variation comparable à celle que l'expérimentation a réalisée pour d'autres. En d'autres termes, la variation dans l'intensité relative du pouvoir pathogène, en tant que bien démontrée, se limite à un très petit nombre de faits ; et, si j'y vois un phénomène assez répandu dans la nature, il faut remarquer que c'est à titre de généralisation hypothétique, et que beaucoup pourraient taxer de téméraire. Les faits de cet ordre ne se prêtent pas à une interprétation aussi simple que les variations du mode absolu. On peut dire qu'il s'agit d'un phénomène d'adaptation ; mais ce n'est là qu'une demi-explication. Peut-être des oscillations de la force totale contribuent-elles pour une large part au résultat. D'ailleurs, il peut bien se faire que ce soit là une catégorie artificielle, et que, sous une apparente similitude, se cachent des faits disparates.

Enfin, il semble qu'il faut distinguer, dans les variations de la propriété pathogène, une troisième catégorie. Très souvent un microbe paraît subir des variations, non plus seulement dans le degré d'activité, mais dans la *qualité* ou la *modalité* de sa virulence. Si ce phénomène était bien établi, en tant qu'indépendant de variations simples dans le degré d'activité, il représenterait, pour la propriété infectieuse, la variation la plus profonde, et serait, de tous ceux qui concernent cette propriété, le plus intéressant. Mais j'ai cru pouvoir dire qu'il n'était pas suffisamment établi. Sans doute, les variations dans la modalité des effets d'un même agent virulent sont très certaines, et même fréquentes; mais il s'en faut de beaucoup que cette diversité d'effets témoigne toujours et nécessairement de variations dans la modalité de la propriété pathogène elle-même : cette diversité peut résulter de conditions extrinsèques au microbe, elle peut aussi traduire d'une manière curieuse de simples variations dans le degré d'activité de la virulence. La question est de savoir s'il y a réellement des variations de la modalité de cette propriété, en dehors de celles qui ne portent que sur son intensité : cela ne me paraît pas absolument hors de contestation. C'est donc là, à mon sens, une catégorie provisoire. Toujours est-il, s'il y a là un phénomène à part, qu'il est encore très obscur, et que les questions relatives à ses conditions déterminantes, à sa fréquence, à sa nature[1], doivent rester en suspens. Il peut seulement être indiqué que c'est dans les organismes vivants, que les microbes pathogènes trouvent surtout les conditions capables de leur imprimer ces changements, qui se présentent à nous comme des variations au moins apparentes dans la modalité de la virulence. Mais il serait très exagéré de conclure que c'est l'organisme qui crée la modalité infectieuse du microbe qui le traverse. J'ai dû repousser cette doctrine, qui tend à anéantir la spécificité des agents virulents : si la notion de spécificité doit être modifiée, elle peut subsister en prenant un sens plus large.

Quelque frappantes, quelque étendues que nous trouvions

---

[1] C'est surtout pour les faits de cette catégorie que l'on peut invoquer l'existence de plusieurs propriétés composant le pouvoir pathogène, et des variations qui porteraient d'une façon isolée ou prédominante sur certaines de ces composantes.

les variations de la propriété pathogène, elles ne sont pas illimitées. Je peux répéter ici ce que j'ai dit au sujet des fonctions chimiques : ce sont des oscillations, ascendantes et descendantes, dans une ou plusieurs fonctions qui constituent le pouvoir pathogène ; peut-être faut-il ajouter qu'il s'y joint le phénomène un peu mystérieux de l'adaptation. Mais il n'est pas exact qu'un agent virulent, dans ses variations, s'identifie avec un autre agent virulent ou avec un saprophyte. Pas plus pour la fonction pathogène que pour n'importe quel autre caractère, il n'y a de variabilité indéfinie.

Ces variations de divers ordres dans la propriété infectieuse réduisent singulièrement la valeur de cette propriété comme caractère d'espèce. Un microbe pathogène n'est pas suffisamment défini par sa virulence, puisque celle-ci est sujette à varier dans de larges limites ; et surtout au point de vue pratique, c'est-à-dire lorsqu'il s'agit de reconnaître une espèce, il résulte de ces variations qu'il ne faut pas accorder une confiance exagérée au caractère pathogène. Est-ce à dire que la propriété infectieuse perde, par ses variations, toute importance comme caractère d'espèce ? Non, tant s'en faut. J'ai déjà protesté contre la thèse qui prétend que la virulence est une propriété d'emprunt : c'est bien réellement une propriété inhérente au microbe. De plus, chaque espèce possède un pouvoir pathogène qui, s'il peut ressembler à celui d'une autre dans certains de ses effets, est spécial dans l'ensemble des effets qu'il peut produire : les variations ne sont pas telles, qu'une espèce s'identifie avec une autre quelconque. Ces variations obéissent à un déterminisme déjà connu dans ses grandes lignes, et que l'on peut espérer préciser encore davantage. Elles sont limitées : c'est l'affaiblissement ou le rehaussement d'une fonction ; et, dans le cas même de suppression en apparence complète,

on peut en retrouver des vestiges[1]. Donc, la propriété pathogène peut entrer en ligne de compte dans la définition des
espèces, sans avoir cependant une valeur de premier ordre.
Je reviendrai sur cette question, à un point de vue général,
dans la seconde partie de cet ouvrage.

Quant à la question souverainement importante des transformations spécifiques, question souvent posée au sujet des
variations de la propriété pathogène, je me borne ici à y
répondre par la négative, car elle fait l'objet, à un point de
vue plus général, de mon dernier chapitre synthétique.

---

[1] Peut-être faut-il faire remarquer que la propriété pathogène est
celle qui se révèle par le réactif le plus sensible : par sa nature, ses
manifestations sont éclatantes, et ses variations sont par là plus frappantes ; peut-être, à changement égal dans l'état fonctionnel intime,
la propriété pathogène paraît-elle plus modifiée qu'une autre, ses variations étant pour ainsi dire grossies par la sensibilité du réactif.

SECONDE PARTIE

ÉTUDE SYNTHÉTIQUE

CHAPITRE PREMIER

RÉCAPITULATION DES VARIATIONS ET VUE D'ENSEMBLE SUR LEUR DÉTERMINISME

I

S'il a été nécessaire, pour étudier la variabilité dans ses détails, de dissocier les caractères, et d'analyser à part les variations de chacun d'eux, l'examen synthétique exige la distinction de deux classes seulement de caractères. Au point de vue de la biologie générale, on doit en effet mettre à part les caractères *morphologiques* (formes individuelles et évolution), et réunir tous les autres sous la dénomination de caractères *physiologiques* ou *fonctionnels*. Les propriétés infectieuses ou pathogènes méritent d'être réunies aux fonctions chimiques ; les qualités physiques des cultures peuvent entrer théoriquement dans les deux classes précédentes, en ce qu'elles sont une résultante de l'évolution et surtout des propriétés physiologiques.

En histoire naturelle générale, on ne s'est guère intéressé jusqu'à présent qu'aux variations morphologiques : les caractères spécifiques étant cherchés uniquement dans la forme et l'évolution, en conséquence c'est là seulement qu'on recherche la variabilité. D'autre part, en microbiologie, quelle qu'en soit la cause (j'essaierai de discuter ce point un peu plus loin), les fonctions ont pris une valeur exceptionnelle, et les variations fonctionnelles ont acquis une importance au moins égale, sinon supérieure à celle des variations morphologiques ; en tout cas, des savants éminents ont cru pouvoir, dans le monde des microbes, chercher franchement dans les propriétés physiologiques la variabilité, qu'on n'avait cherchée jusqu'ici que dans la forme et l'évolution. Il y a donc lieu d'établir, dans l'ensemble des phénomènes de variations microbiennes, une sorte de dichotomie, de séparer et presque d'opposer les *variations fonctionnelles* et les *variations morphologiques*[1].

A un autre point de vue, j'ai cru devoir distinguer, d'une manière très générale, deux modes principaux de variations.

Dans une première série de faits, ce sont des changements de caractères provoqués par des conditions de milieu, et en rapport étroit avec les conditions du moment. En présence d'un certain corps chimique, par exemple, un microbe prend une forme qui diffère de son type normal, ou bien n'élabore pas un certain produit qui le caractérise. Mais, supprimez la condition spéciale ; reportez le microbe dans

---

[1] Il y aurait lieu de discuter l'importance relative de ces deux catégories de variations. Mais l'enchaînement logique des questions exige que celle-ci se place, comme corollaire, après celle qui concerne la valeur des différents caractères comme attributs d'espèce. Je me borne ici à établir la distinction.

un milieu convenable : il reprendra ses caractères ordinaires, et ne se distinguera plus de son type normal.

Dans une autre série de faits, ce sont des modifications qui sont encore déterminées par des conditions de milieu, mais qui leur survivent plus ou moins. Prenez le microbe après l'influence modificatrice, et comparez-le au même microbe non soumis à cette influence, ou en ayant subi une autre différente ; placez-les l'un et l'autre, pour cette comparaison, dans les mêmes conditions : ils se comporteront différemment. La forme des deux types n'est pas tout à fait semblable ; leurs fonctions chimiques, ou bien leur pouvoir pathogène, s'exercent d'une manière différente, quoique ces deux types soient alors placés dans des conditions identiques. Il s'agit évidemment, dans les faits de ce genre, de modifications plus profondes et plus intimes.

J'ai cru pouvoir faire cette distinction au sujet de chaque caractère ; et de la sorte j'ai établi, dans chaque chapitre, des coupes parallèles, des catégories comparables. Mais il faut reconnaître que cette distinction n'a pas la même importance pour les variations morphologiques, et pour les variations fonctionnelles.

Eu égard aux caractères fonctionnels, la distinction me paraît absolue. Lorsqu'une fonction cesse de s'exercer par suite des conditions actuelles qui ne s'y prêtent pas, rien ne nous autorise à parler de variations. Il n'y a pas plus de variations pour une fonction chromogène, qui ne se manifeste pas parce que la composition chimique actuelle du milieu s'y oppose, que pour une fonction pathogène, qui reste silencieuse parce que le milieu organique ou le terrain animal ne lui permet pas d'éclater ; dans l'un et l'autre cas, ce ne sont que des variations apparentes : les dehors du microbe ou ses caractères extérieurs sont touchés, ses propriétés mêmes peuvent ne pas l'être. Pour parler de variations vraies, il faut vraiment qu'il y ait lieu d'admettre un changement dans les propriétés ou aptitudes, c'est-à-dire dans la manière d'être intime du microbe[1].

En ce qui concerne la morphologie, la distinction des deux modes ne peut guère être donnée comme aussi radicale ; et même, un naturaliste pur, appliquant simplement aux microbes le langage usité en biologie générale, trouvera peut-être fort peu de différence entre les deux phénomènes, et appellera variations morphologiques aussi bien les modifications de forme qui sont en rapport étroit avec les conditions actuelles du milieu (ne portassent-elles que sur un seul individu microbien), que celles qui se propagent héréditairement en survivant à la condition modificatrice. Aussi, ne formulerai-je pas ici une séparation aussi radicale que pour les attributs fonctionnels : l'expression de « variations apparentes » pourrait être jugée exagérée, comme forçant les analogies. Néanmoins, une certaine distinction me paraît légitime. Même pour la forme, ne peut-on pas distinguer ce qui est caractères du moment, habitus extérieur, de ce qui est

---

[1] On est d'autant plus autorisé, en présence d'un changement de caractère fonctionnel, à invoquer des variations vraies, que ce changement est plus apte à se transmettre héréditairement aux rejetons des éléments qui ont subi l'influence modificatrice. Mais il ne faudrait pas exiger la transmission héréditaire absolue et indéfinie. La variation vraie est compatible avec une transmission très limitée ou même en apparence nulle dans la pratique : des éléments microbiens peuvent fort bien être modifiés dans leur état physiologique intime, sans pour cela que le nouvel état puisse se transmettre à leurs rejetons d'une manière saisissable. La transmission héréditaire n'y est d'ailleurs peut-être pas totalement absente ; les conditions de l'expérimentation nous empêchent de saisir une hérédité qui serait précaire et fugitive. C'est ce qu'on a appelé, particulièrement pour la fonction pathogène, la variation *individuelle*, qui ne doit pas être confondue avec le phénomène qui, d'après les considérations ci-dessus, n'a que l'apparence d'une variation.

aptitudes, propriétés évolutives? Lorsqu'une variation survit à la condition modificatrice, il y a sûrement atteinte aux propriétés intimes ; au contraire, dans le cas de changement de forme en rapport étroit avec les conditions actuelles du milieu, les propriétés intimes peuvent être intactes, empêchées seulement de se manifester normalement. Je rappelle ici la discussion présentée sur ce sujet au chapitre des variations morphologiques, discussion qui m'a amené à conclure que les deux catégories de faits ont une signification générale différente, et ne méritent pas d'être assimilées ; de sorte que j'ai proposé, pour les uns l'expression de « polymorphisme », et pour les autres celle de « variations proprement dites ».

A propos de chaque caractère, j'ai distingué aussi le phénomène qui consiste en un défaut d'uniformité d'une même culture (diversité individuelle, pluriformité). Ceci ne mérite pas ici, à un point de vue général, une grande attention ; car la signification en est très inégale, et on peut dire que c'est un phénomène mixte, qui, si on l'analyse, se confond, suivant les cas, avec l'un des précédents, ou résulte de leur association.

Il y a en somme deux choses à distinguer, si l'on se place à un point de vue très général, et qu'on envisage dans son ensemble la variabilité des microbes, quel que soit le caractère sur lequel elle porte.

D'une part, c'est la faculté de subir des variations intimes dans les propriétés ou aptitudes (soit végétatives, soit fonctionnelles) : c'est la *variabilité* proprement dite (en ce qui concerne les fonctions au moins, la seule variabilité vraie).

Il y a, d'autre part, la faculté d'affecter aisément des caractères dissemblables suivant les conditions du moment. Pour les fonctions, il ne s'agit là souvent que de variabilité apparente ; pour la morphologie, c'est, à mon sens, le *polymorphisme*, variabilité, si l'on veut, mais moins profonde, moins intime que celle du premier mode [1]. Pour employer une terminologie qui s'applique à l'ensemble des caractères ou attributs, je dirais volontiers que c'est ici l'*inconstance des caractères* [2], distinguée de la variabilité proprement dite.

II

Dans chaque chapitre, c'est-à-dire au sujet de chaque caractère, j'ai signalé l'importance, comme causes de variations, des agents destructeurs et des *conditions dysgénésiques ;* et j'ai fait ressortir, au point de vue de la nature même de ces variations, le rôle de premier ordre des oscillations dans la force ou l'énergie vitale.

C'est en présence de conditions mauvaises de milieu, que se produisent les changements momentanés de forme les plus accentués. Les variations morphologiques acquises elles-mêmes ne sont un peu marquées que par suite d'influences délétères. Ce sont alors des formes véritablement anormales, ou, pour mieux dire, morbides ou *monstrueuses*.

Il en est de même des variations dans les attributs fonctionnels. C'est aussi par suite d'une influence délétère ou dysgénésique, que l'on observe couramment et de la façon la plus claire des variations dans ces propriétés. Les types ainsi obtenus sont encore des types malades ou *dégénérés*.

---

[1] C'est une pensée analogue, je pense, que j'ai trouvée exprimée par de Varigny, distinguant, dans un article sur le transformisme expérimental, les « variations externes », et les « variations internes » ou « physiologiques », ces dernières plus intimes et plus profondes.

[2] Si je ne craignais pas de faire un néologisme, je proposerais, pour désigner par un seul mot cette « inconstance des caractères » tant fonctionnels que morphologiques, le terme *polyoïdisme* (εἶδος, forme, caractère extérieur), englobant le *polymorphisme* et le phénomène qui, pour les attributs fonctionnels, lui est analogue.

Bien souvent même le microbe soumis à une condition dysgénésique est touché dans l'ensemble de ses propriétés physiologiques : la variation descendante d'une fonction témoigne d'un abaissement dans l'énergie vitale, tandis qu'inversement une variation ascendante s'accompagne d'un rehaussement de force.

On exagère parfois l'indépendance et l'isolement des
caractères. On croit trop aisément à la possibilité de les
dissocier, et de porter une atteinte profonde à une propriété en laissant les autres absolument intactes. Bien souvent un tel résultat n'est qu'une apparence : un microbe se
montre fortement modifié dans un de ses caractères, et, à
première vue, semble n'avoir pas changé par ailleurs ; mais
une analyse minutieuse fait découvrir une atteinte à chaque
caractère, qui, pour être légère, n'en est pas moins réelle[1].
Cependant, je ne nie pas absolument une certaine dissociation
des caractères ; car certains microbes sont susceptibles de variations portant en apparence isolément sur l'une ou l'autre
des propriétés. Je ne sais s'il est exact de dire qu'une propriété peut être atteinte d'une manière tout à fait isolée, et à
l'exclusion complète des autres ; mais il est sûr que, pour un
microbe donné, ce sera, suivant les conditions, tel attribut
fonctionnel dans un cas, tel autre dans une autre circonstance, qui sera atteint d'une façon prépondérante. Toujours
est-il que, dans ces faits de variations fonctionnelles expérimentalement démontrées, il s'agit de dégradation ou de relè-

---

[1] Il faut tenir compte, dans l'examen de ces faits, de la manière
plus ou moins éclatante, ou au contraire plus ou moins cachée, dont
se révèle chaque propriété. Telle faculté, la propriété pathogène
notamment, manifeste bruyamment son degré d'activité, et montre d'une
manière pour ainsi dire grossie ses variations ; tandis que, pour telle
autre (l'aptitude prolifique par exemple), les variations exigent, pour
être reconnues, une investigation minutieuse.

vement, qui, sans porter nécessairement d'une manière égale et uniforme sur toutes les propriétés, le plus souvent ne se limitent pas à une seule ; je crois même pouvoir dire qu'en règle générale les variations fonctionnelles, descendantes ou ascendantes, témoignent d'oscillations (affaiblissement ou renforcement) de l'énergie vitale.

Dans l'analyse des faits, j'en ai cependant rencontré quelques-uns pour lesquels il a paru difficile d'invoquer ce mécanisme. Pour eux, il a fallu se contenter de les expliquer par l'*adaptation*. Mais est-ce bien là une explication ? est-ce autre chose qu'un certain aveu d'ignorance ?

A vrai dire, il est bien difficile à l'heure actuelle de se prononcer d'une manière complète sur le déterminisme général des variations microbiennes. Il serait peut-être prématuré de transporter purement et simplement aux variations qui s'opèrent dans la nature, hors de l'action de l'expérimentateur, les enseignements donnés par les faits de laboratoire. Puisqu'il est difficile de bien saisir le mécanisme de tous les cas de variations expérimentalement provoquées, à plus forte raison serait-il téméraire et prématuré de prétendre à l'heure actuelle fixer le mécanisme de tout ce qui se passe à cet égard dans la nature. Ce qui est sûr, c'est que les *variations naturelles* sont extrêmement répandues. Il serait déjà permis de conclure de celles qu'on réalise dans le laboratoire à la fréquence des variations dans la nature : cette induction est confirmée par l'étude des nombreux types qui se présentent à notre observation.

Plus on scrute le monde des microbes, plus on s'aperçoit qu'à côté de tel ou tel type défini se rangent un nombre souvent grand de types, distingués du premier par des nuances, et se rapprochant les uns des autres par des transitions tellement insensibles, qu'il y a tout lieu d'en expliquer l'existence par des variations naturelles dont la cause le plus souvent nous échappe. Par exemple, le bac. coli, tel qu'on le trouve, soit dans l'intestin, soit dans les lésions qu'il provoque, soit dans les eaux, est loin d'être toujours absolument semblable à lui-même : suivant les spécimens, on remarque des différences dans la longueur, l'épaisseur, la mobilité des éléments, dans le nombre des cils, dans l'aspect des cultures, dans l'activité du pouvoir fermentatif, ou dans la propriété pathogène. On ne compte plus les cas où l'on a trouvé, en rapport avec le choléra, des vibrions ne répondant pas tout à fait à la définition de Koch ; particulièrement dans les recherches étendues de Sanarelli, on voit que les variétés sont très communes et très nombreuses (il en a analysé jusqu'à trente-deux, et il affirme que le nombre en est plus grand) : ce sont des types qui diffèrent les uns des autres quant à leur longueur, leur épaisseur, leur degré de courbure, les caractères de leurs cultures, l'intensité de la réaction de l'indol, leur pouvoir pathogène, et qui sont d'ailleurs réunis par des transitions absolument insensibles. Ce microbe doit subir très aisément des variations naturelles dans les milieux extérieurs ; car, d'après Sanarelli, dans les différentes recherches sur le choléra, il n'y a peut-être pas un seul fait où l'on ait constaté, dans l'eau incriminée d'un fleuve ou d'un puits, un vibrion qui répondît intégralement au signalement donné par Koch. Citons encore le pneumocoque, dont Kruse et Pansini prétendent avoir observé jusqu'à quatre-vingt-quatre variétés, distinguées par des nuances dans leur morphologie. les caractères de leurs cultures et leur pouvoir pathogène.

Toutes les fois, peut-on dire, qu'on s'est mis à étudier très minutieusement un microbe largement répandu dans la nature, on a trouvé que des nuances permettaient de distinguer de nombreuses variétés naturelles. Il serait presque vrai de dire qu'il est rare de trouver deux échantillons d'un même microbe rigoureusement et en tout identiques : on notera une différence dans l'activité d'une fonction chimique, une nuance dans les qualités physiques des cultures, s'associant ou non à une légère dissemblance dans la morphologie.

Il est, je crois, permis d'affirmer que ces variations naturelles portent bien davantage sur les fonctions que sur les caractères de forme et d'évolution. Je veux dire que, dans l'état naturel, les variations de fonctions se font amplement et d'une manière étendue, tandis que celles des caractères de forme et d'évolution y sont rarement très marquées : par exemple, les spécimens naturels du vibrion cholérique diffèrent surtout par leurs fonctions ; le bacille d'Eberth et le bacillus coli se distinguent surtout au point de vue fonctionnel, et de même les divers échantillons de bac. coli comparés les uns aux autres.

CHAPITRE II

LES ESPÈCES EN MICROBIOLOGIE

I

Que l'on considère la morphologie ou les fonctions, et quel que soit le mode de variations que l'on envisage, la variabilité n'est pas indéfinie.

Elle n'est pas indéfinie en ce qui concerne les caractères de forme et d'évolution. On parle souvent des variations morphologiques en termes qui les exagèrent : beaucoup d'espèces ne présentent que d'insignifiantes variations de forme, malgré des changements considérables dans les conditions de milieu ; si avec certaines espèces on obtient des variations accentuées dans la forme, c'est en faisant intervenir des conditions grossièrement altérantes, ce sont des variations monstrueuses ou morbides. Ces dernières mises à part, les variations morphologiques sont très restreintes ; si Cohn a exagéré la fixité de la forme, Zopf en a exagéré les variations : la vérité se trouve entre les thèses extrêmes de ces deux naturalistes. De plus, une espèce ne s'identifie pas à une autre, au point de vue de la forme et de l'évolution, malgré ses variations, au moins si l'on prend en considération les conditions déterminantes de celles-ci.

La variabilité n'est pas non plus indéfinie dans les fonctions ; l'étude spéciale des fonctions chimiques, et celle de la fonction pathogène, m'ont aussi conduit à cette conclusion. Les variations fonctionnelles sont limitées, en ce sens que, si une espèce peut voir osciller dans de larges limites une de ses fonctions, elle ne peut pas être dotée d'une fonction quelconque, d'où il résulte qu'on n'observe pas l'identification d'une espèce avec une autre. Elles sont encore limitées en ce sens que, même dans le cas d'atteinte le plus marquée possible à une fonction et de suppression en apparence complète d'une propriété, il peut être permis, par une investigation minutieuse, de reconnaître encore des traces de cette propriété.

Donc, d'une manière générale, la variabilité, quoique étendue, est limitée ; et, en définitive, il faut repousser la doctrine que défendaient Nægeli et ses élèves, c'est-à-dire la variabilité indéfinie des microbes, tant pour la forme que pour les fonctions.

A la naissance de la bactériologie, deux doctrines étaient en présence. Celle de Nægeli croyait qu'un microbe, par des changements de milieu, peut changer son évolution de manière à s'identifier, au point de vue morphologique, avec un autre type quelconque, et peut aussi voir varier ses propriétés fonctionnelles au point d'exercer une quelconque des fonctions du monde des microbes ; elle ne tendait à rien moins qu'à nier l'existence de types distincts et définis, autrement dit d'espèces, chez les infiniment petits. La doctrine de Cohn affirmait au contraire l'existence des espèces, et la possibilité de les définir et de les classer ; elle leur supposait une grande fixité, au moins au point de vue morphologique.

Dans cette doctrine de Cohn, il est permis de séparer deux thèses : l'une erronée dans son étroitesse, l'autre, la principale, absolument vraie. Il exagérait la fixité de la forme, et croyait à une définition trop étroite des espèces par la morphologie : c'est à cette thèse que l'on peut opposer celle de Zopf, qui a réagi contre elle, en dépassant la mesure par une exagération du polymorphisme. Ce n'était vraiment là que le petit côté de la doctrine de Cohn : sa thèse fondamentale était l'affirmation de groupes définis et d'espèces. Cette thèse capitale a été aussi celle des maîtres en microbiologie, de Pasteur, de Chauveau en France, de Koch en Allemagne : elle a été pour ainsi dire le principe directeur de leurs travaux, et de ceux des nombreux chercheurs qui ont marché sur leurs traces. On sait si ces travaux ont été féconds : leur fécondité même plaide déjà bien fort en faveur de la thèse, dont la justesse ressort en outre directement des notions acquises.

Les types microbiens présentent, il est vrai, une variabilité marquée, et Cohn exagérait la constance de la forme ; mais les variations sont loin d'être indéfinies et illimitées : il y a, contrairement à la doctrine de Nægeli, des *types définis*, des *espèces*. L'accord s'est fait, je pense, sur cette donnée fondamentale : Zopf, qu'on a coutume d'opposer à Cohn, souscrit lui-même au principe essentiel de celui-ci, en affirmant l'existence de groupes et d'espèces dans le monde des microbes[1].

---

[1] On a coutume d'opposer Zopf à Cohn. Il est vrai qu'il s'en distingue radicalement au point de vue de la description des formes microbiennes. Mais Zopf admet l'existence, en microbiologie, d'espèces susceptibles d'être classées ; et, par là, il se rapproche de Cohn. Les deux doctrines se confondent en ce qu'elles ont de fondamental.

II

Les variations expérimentales ne sont pas assez étendues pour faire nier les espèces dans le monde des microbes. Mais, puisque ces espèces, sous l'influence des conditions de milieu, complétée par l'hérédité, sont susceptibles de variations fréquentes, faciles, et souvent remarquables, il en résulte qu'elles exigent une définition large, reconnaissant pour chacune d'entre elles des variétés et des races.

On a donné pendant quelque temps, en général, des espèces microbiennes une définition trop étroite ; le problème avait été trop simplement jugé. A la naissance de la bactériologie, on avait espéré pouvoir définir une espèce microbienne en invoquant un seul caractère ; et celui auquel on pensait pouvoir se fier varia suivant la tournure d'esprit des savants. Pour Cohn, c'était la forme qui devait suffire à définir une espèce. Avec Pasteur, on se tourna vers la fonction, et l'on pensa trouver dans les attributs fonctionnels la caractéristique des espèces. L'école de Koch prôna l'aspect macroscopique ou les caractères physiques des cultures sur milieux solides, et elle fut bien près de leur attribuer une importance de premier ordre, et la valeur de caractères suffisant à la définition. D'une manière générale, on crut à la possibilité d'une définition étroite. L'école allemande entretint et affermit ce principe, qui, grâce à son influence considérable, présida longtemps, comme idée directrice, à la plupart des travaux ; on prit l'habitude de faire des distinctions d'espèces d'après le moindre caractère différentiel, quel que fût l'attribut sur lequel portât la différence. On n'a certainement pas fait la part assez large aux variétés

et aux races ; et bien souvent, là où il eût fallu faire seulement des distinctions de races, on a distingué des espèces.

Cependant, ne fallait-il pas admettre *a priori* que les
microbes obéissent aux lois communes ? Dans toute
l'échelle, les variétés et races jouent un rôle considérable :
les espèces microbiennes devaient en comporter aussi. En
fait, les phénomènes passés en revue dans ce travail, variations provoquées expérimentalement dans les caractères morphologiques, et surtout dans les attributs fonctionnels, variations naturelles de tout ordre très fréquentes et très répandues, montrent que les variétés et les races, que l'on avait
grande tendance à méconnaître, jouent ici, au contraire,
un rôle plus important, plus frappant peut-être qu'aux autres
degrés de l'échelle des êtres. La variabilité des microbes, telle
qu'on la connaît à l'heure actuelle, contredit complètement le
principe de la définition étroite des espèces ; et il est à présumer que les progrès de nos connaissances ne feront que
confirmer le principe contraire, qui réclame une définition
large, reconnaissant pour chaque espèce des variétés et des
races.

Parmi les exemples qui montrent le mieux l'inconvénient
qu'il y a eu à définir les espèces d'une manière étroite, un
des plus remarquables est celui du vibrion cholérique.
Même en laissant de côté les vibrions trouvés dans les eaux,
et qui s'écartent toujours par un détail du signalement
donné par Koch, et en ne considérant que ceux que l'on a
trouvés dans des déjections ou des cadavres de cholériques,
on note des dissemblances sur plus d'un point. Faudrait-il
donc admettre que le choléra reconnaît pour agent pathogène des espèces multiples ? n'est-il pas plus sage de conclure
que la définition donnée par Koch est trop étroite, et que le
microbe cholérique demande une définition plus large ?

Combien d'ailleurs les idées sur ce point ne sont-elles pas

déjà modifiées ? Voici quelques exemples choisis parmi les
faits qui touchent plus ou moins à l'école lyonnaise. Les
différences que l'on avait notées entre le bacille de la tuberculose humaine et celui de la tuberculose des gallinacés ne
sont plus jugées suffisantes pour en faire deux espèces ; et
ceux qui ont défendu le plus vigoureusement leur séparation
ont au moins faibli dans leur résistance. La thèse qui
rapproche en une seule espèce les staphylocoques pyogènes,
malgré des différences dans la couleur de leur matière pig-
mentaire, n'aurait trouvé autrefois que des incrédules : elle
est, je pense, aujourd'hui, prise en considération. Le bacille
d'Eberth et le bacille d'Escherich (bac. coli), eu égard aux
principes qui ont longtemps régné en microbiologie, ne
méritaient aucun rapprochement ; la thèse que nous défendons à Lyon à leur sujet, et qui consiste à n'y voir que
deux états de la même espèce, n'aurait pu être produite
quelques années plus tôt : elle aurait simplement passé
inaperçue. Produite il y a quatre ans, cette thèse n'a guère
tout d'abord trouvé que des incrédules, mais elle a pu fixer
l'attention, ce qui était déjà beaucoup ; et, depuis ce temps,
sans oser dire qu'elle a définitivement triomphé, je puis bien
affirmer qu'elle a gagné beaucoup de terrain, elle est tout
au moins prise en très sérieuse considération, elle a suscité
des travaux de ses adversaires mêmes, qui se sont attachés à
faire surgir de nouveaux caractères différentiels : preuve
manifeste que les motifs de distinction autrefois invoqués, et
si tranchés qu'on ne pouvait même les soupçonner sans
hérésie scientifique, ont perdu la faveur, et par conséquent
que les jugements sur les caractères distinctifs des microbes
se sont singulièrement modifiés et élargis. Plusieurs observateurs ont renchéri sur la donnée lyonnaise, en rapprochant
du même bac. coli un autre bacille, le bac. lactis aerogenes
d'Escherich ; l'ancienne manière de voir ne pouvait que les

séparer radicalement : pour en faire deux variétés d'une même espèce, il a fallu une évolution dans les idées. Ajoutons encore l'exemple du microbe cholérique. Dans les premières années après la découverte du bacille en virgule par Koch, on considérait comme espèce distincte tout type qui s'en écartait quelque peu, quand même on le trouvait en rapport évident avec le choléra. Au contraire, dans les recherches très multipliées qui ont été poursuivies sur ce point dans ces dernières années, on n'a pas hésité à rapprocher des types multiples, quoique sensiblement différents, qu'on les ait trouvés chez les malades ou dans les eaux ; et on a conclu à des variétés naturelles, parce qu'on n'exige plus comme naguère, pour qualifier ce vibrion, une identité parfaite et étroite des caractères.

On se met donc à reconnaître que la distinction des espèces a été poussée trop loin. En distinguant autant d'espèces que de types quelque peu distincts, en voyant des espèces là où n'étaient que des races, on s'exposait à en multiplier le nombre bien au delà de la réalité ; et sans doute on avait déjà beaucoup dépassé la mesure. « Pour avoir négligé d'observer cette discipline quelque peu sévère (dans la détermination des espèces), et de se livrer à des travaux d'une longue durée, on a encombré la science de synonymies dangereuses, ou bien on a créé des espèces qui sont, tout au plus, de simples variétés d'une espèce antérieurement décrite et bien étudiée. » (Arloing.)

Aussi faut-il faire maintenant des rapprochements entre des espèces ayant reçu des noms distincts. Déjà, on peut relever un assez grand nombre d'exemples de fusionnement de plusieurs types en une seule espèce ; en voici quelques-uns. Le *streptococcus erysipelatos*, le *strept. pyogenes*, le *strept. septicus puerperalis* ne sont plus aujourd'hui considérés par la majorité des bactériologistes que comme des variétés d'une seule et même espèce ; d'après Hell, le *Brustseuchekokken* de Schutz ne serait pas une espèce distincte de la précédente. Plusieurs travaux ont conclu au rapprochement, en une seule espèce, des bacilles de la *tuberculose humaine* et de la *tuberculose aviaire*. On a soutenu la même thèse pour le *staphylococcus pyogenes aureus* et le *staphylococcus pyogenes albus*. On a proposé le fusionnement du bacille *diphtérique* et du bacille *pseudo-diphtérique* de Lœffler[1]. Le *bac. coli communis* a été l'objet de plusieurs rapprochements. Weisser a cru devoir lui réunir le *bacille des fèces* de Brieger et le *bac. neapolitanus* d'Emmerich ; Wendrickx, le *bac. pyogenes fœtidus* de Passet. On a rapproché le bac. coli et le *bacillus typhosus*. Morelle a montré que le *bac. lactis aerogenes* d'Escherich devait être réuni en une seule espèce, avec le bac. coli. Plusieurs travaux ont abouti à la fusion complète de la *bactérie septique* de la vessie (de Clado, Hallé et Albarran) avec ce même bac. coli. Wurtz et Leudet ont soutenu que le *bac. lactis aerogenes* ne devait pas être distingué du *bacille lactique* de Pasteur. Des microbes ont été décrits sous les noms de *streptocoque de la méningite cérébro-spinale* (Bonome), de *Diplococcus intra-cellularis* (Weichselbaum), qui ne sont très vraisemblablement (Bordoni-Uffreduzzi) que des variétés du *diplococcus pneumoniæ*. Le *bacillus pyocyaneus* peut devenir, par une modification expérimentale de sa propriété

---

[1] Un auteur américain, Abbott, qui a étudié ce point, défend la thèse proposée par Roux et Yersin, et admet que ce que Lœffler a décrit sous le nom de bacille pseudo-diphtérique n'est le plus souvent qu'une variété atténuée du bacille de la diphtérie. Cependant, il croit qu'à côté de ce type en existe un autre, en tout semblable au précédent, sauf en ce qui concerne les caractères de la culture sur pomme de terre, et qui mériterait par conséquent vraiment le nom de « pseudo-diphtérique ». Reste à savoir, ce qui est très contestable, si le mode de culture sur pomme de terre peut suffire à caractériser une espèce.

chromogène, identique au *bacillus fluorescens liquefaciens*
de Flügge (Gessard); de même le *bacillus cyanogenus* (lait
bleu) rapproché du *bac. fluorescens putidus.*

Ces rapprochements se multiplieront, j'en ai la conviction, avec les progrès de nos connaissances ; et, comme on
découvrira des variétés et des races en grand nombre, mais
très probablement un très petit nombre d'espèces nouvelles,
la conséquence sera une réduction du nombre des espèces
indûment multipliées. Il est nécessaire que la bactériologie,
après une phase d'analyse à outrance, entre dans une voie
nouvelle, et se fasse synthétique.

C'est là une œuvre vraiment difficile. La variabilité si
remarquable des espèces microbiennes a nécessairement
pour conséquence de rendre extrèmement ardus, aussi bien
le problème de la définition théorique, que celui de la
détermination pratique. Le principe de la définition large
n'est pas fait pour simplifier tout d'abord les choses ; pour
le moment, il est au contraire pour le microbiologiste une
source de grands embarras. Il serait si simple de définir une
espèce par les caractères précis qu'on lui trouve à un moment donné, et de décider que tout type qui s'écartera de
cette définition, ne fût-ce que par une différence minime,
devra être considéré comme une espèce différente. Mais
cette simplicité, toute de convention, est contredite par les
faits. En réalité, rien n'est plus difficile, eu égard aux phénomènes de variations, que de définir une espèce microbienne, et que de se prononcer, en pratique, sur l'identité
d'un type en présence duquel on se trouve. Il vaut mieux
l'avouer, voir et aborder les difficultés telles que les présente la nature, se résigner à des obscurités momentanées,
plutôt que de conserver un principe qui, sous prétexte de
simplicité et de fausse précision, dénature les faits.

Je me hâte d'ajouter que ces difficultés très grandes, que

je signale comme une conséquence des variations, sont pro-
visoires, et relatives à l'état actuel, si imparfait, de la science.
La science bactériologique est encore dans l'enfance; et nos
méthodes, nos moyens d'investigation et d'analyse, quoique
déjà brillants, sont encore bien incertains, eu égard à la délicatesse des détails du domaine que l'on scrute. Nos connaissances sur les variations de chaque espèce, et sur leur déterminisme, sont juste assez avancées pour nous y faire trouver
des obscurités, pas assez pour y jeter la lumière. Ces difficultés sont donc appelées à s'amoindrir et peut-être à disparaître : des moyens de recherche plus délicats et plus
sûrs, une analyse de plus en plus riche des phénomènes
nous apprendront sans doute à donner de bonnes définitions
des espèces microbiennes.

Théoriquement, une espèce peut être définie, puisque les
variations sont limitées. Quel que soit le caractère que l'on
considère, on peut, pour chaque espèce, trouver dans ses états
possibles de variations un certain ensemble qui la caractérise, surtout si l'on prend en considération le déterminisme
de chacun de ces états ; ou bien, faisant abstraction des états
monstrueux ou dégénérés, qui, nous l'avons vu, jouent dans
ces phénomènes un rôle prépondérant, on peut considérer un
état normal, un type parfait et complet, qui mérite d'être donné
comme définissant l'espèce. Il est bien permis de formuler
l'espérance que ce désidératum se réalisera. N'a-t-on pas
réussi à bien définir et à savoir reconnaître certaines espèces
animales ou végétales, qui, par leur polymorphisme, avaient
bien longtemps complètement dérouté le naturaliste? et
n'a-t-on pas, en zoologie et en botanique, en fait de distinction d'espèces ou de races, réussi à rectifier de nombreuses
erreurs ?

Mais il faudra longtemps pour distinguer, dans ce nombre
considérable de types que nous offre la nature, les espèces

et les races. Même pour les êtres supérieurs, ce problème est encore aujourd'hui un sujet de controverse : à plus forte raison, la chose est-elle ardue en microbiologie.

D'une manière générale, ne peut-on pas dire qu'il faut surtout prendre en considération, pour décider si on a affaire à des espèces ou à des races microbiennes, le degré de fixité des caractères distinctifs ? Si la différence qui sépare deux types naturels est identique à une variation qui s'obtient expérimentalement, de la manière la plus facile et dans les conditions les plus banales ; ou encore, si l'on voit l'un de ces types se transformer dans la nature très aisément et couramment en l'autre, quand même la différence paraîtrait de prime abord très accentuée et importante, il est sage de n'y voir que deux races. Si, au contraire, il s'agit de deux types qui se montrent franchement séparés dans la nature, sans passage démontré de l'un à l'autre, et que leur diffé-rence soit trouvée très réfractaire à la reproduction expéri-mentale ; si, en d'autres termes, cette différence, fût-elle même peu accentuée, est irréductible, il est légitime d'y voir plus que des races, sans qu'il soit défendu toutefois de supposer entre ces deux types ces relations hypothétiques, qui primitivement, à une époque éloignée, ont pu présider à la formation des espèces.

Si le problème théorique est délicat, le problème pratique surtout sera sans doute toujours difficile. Pour décider de l'identité d'un type microbien en présence duquel on se trouve, les variations créeront peut-être toujours de grandes difficultés ; car, même avec une bonne connaissance de ces variations et de leur déterminisme, il sera souvent très difficile de savoir, dans un cas particulier, à quelles condi-tions modificatrices a pu être exposé l'exemplaire que l'on observe. L'avenir apprendra dans quelle mesure ces diffi-ultés pratiques pourront être aplanies.

Dans les conditions actuelles, le microbiologiste doit être extrêmement prudent et réservé : théoriquement, il ne doit proposer des définitions d'espèces que d'une manière provisoire et sous bénéfice d'inventaire ; et, en pratique, dans bien des cas, il doit savoir rester indécis et hésiter à reconnaître l'identité d'un type microbien. C'est, dira-t-on, un aveu d'impuissance : mais la science bactériologique est si jeune ! ne vaut-il pas mieux l'hésitation et l'indécision qui provoquent la recherche, qu'une fausse assurance qui risque d'entretenir et de fixer des erreurs ?

Cette discussion peut se résumer dans les propositions suivantes :

Les variations ne contredisent pas l'existence d'espèces dans le monde des microbes ; mais elles exigent qu'on fasse la part très large aux variétés et aux races.

La définition des espèces, malgré les variations de tout ordre, est théoriquement possible ; mais elle se heurte à de très grandes difficultés, accrues à l'heure actuelle par l'imperfection de la science bactériologique.

Pour le moment, il faut savoir manquer souvent de précision et d'assurance : la science n'est pas mûre pour une bonne définition des espèces microbiennes.

CHAPITRE III

VALEUR RELATIVE DES CARACTÈRES
COMME ATTRIBUTS D'ESPÈCE

Pour définir et faire reconnaître les espèces microbiennes, quelle est la valeur relative, quel est l'ordre hiérarchique des divers caractères ? Il est impossible de répondre d'un mot à cette question. C'est surtout ici, pour ce problème spécial, qu'il est essentiel de ne pas négliger la distinction qui vient d'être faite pour la question générale de la définition des espèces. Il importe de distinguer le point de vue théorique du point de vue pratique, et surtout de considérer séparément l'état actuel de la science, et l'hypothèse de la science faite. Il importe aussi d'éviter un malentendu sur le mot espèce. Suivant le point de vue auquel on se place, on peut faire à la question posée des réponses très différentes ; aussi me crois-je obligé d'entrer ici dans quelques développements.

Un des traits particuliers de la science des microbes est le ravalement des caractères morphologiques, la méfiance à leur égard, en même temps que le relèvement des attributs fonctionnels, qui pour beaucoup d'esprits sont placés au

premier rang, au-dessus de la forme et de l'évolution, comme
caractères d'espèce. Par là, la microbiologie se distingue des
autres branches de la science naturelle. Jusqu'ici, en zoologie et en botanique, les caractères spécifiques étaient cherchés
dans la forme et l'évolution, et l'on tenait pour peu de chose
les fonctions. La microbiologie a rompu avec ce principe de
la biologie générale. Quelles sont les causes de cette innovation ? Et jusqu'à quel point est-elle justifiée ?

Le principal motif doit être cherché dans la nature même
des fonctions microbiennes. Le rôle immense que jouent les
microbes dans l'ensemble de la vie, et même dans l'économie
générale du globe ; d'autre part, la manière éclatante, et
souvent dramatique, dont se font les manifestations de
ces fonctions (fermentations, maladies), ont paru dignes de
rehausser la valeur générale des propriétés physiologiques,
de les élever dans la hiérarchie des caractères spécifiques,
pour les microbes, bien au-dessus du rang infime qu'on leur
avait jusqu'ici assigné en biologie générale. Ne faut-il pas
tenir un certain compte aussi de la tournure d'esprit, de l'ordre
de préoccupation des savants qui ont fait la microbiologie ?
Chimistes, physiologistes, médecins, ils virent surtout dans
les microbes des agents de fermentations et de maladies ; d'où
la tendance à déclarer un peu *a priori* que les caractères spécifiques doivent être cherchés surtout dans les attributs fonctionnels.

Si les microbes se distinguent de tous les êtres par les
manifestations éclatantes de leurs fonctions, c'est exactement
l'inverse pour les caractères morphologiques, dont l'extrême
délicatesse, la difficulté considérable d'analyse devait être
une cause de dépréciation. Au début de la microbiologie,
l'imperfection des moyens d'investigation, et aussi l'inexpé-
rience, ne nous donnaient de la morphologie qu'une grossière
idée, ne nous la laissaient pour ainsi dire qu'entrevoir, et ont

dû certainement empêcher les observateurs de la juger à sa juste valeur.

On n'a pas tardé à observer des phénomènes de variations morphologiques ; on s'est même attaché à en provoquer de très frappants, et, à un moment donné, on rechercha plutôt et l'on crut plus fréquentes les variations dans la forme que dans les fonctions. On en conclut qu'il ne fallait guère accorder de créance à la forme ; d'autant mieux, qu'en présence des variations morphologiques on était peut-être porté, par suite de connaissances insuffisantes sur leur déterminisme, à en exagérer l'étendue.

Ce ne sont pas seulement les variations morphologiques qui ont eu pour résultat la dépréciation de la forme comme caractère d'espèce, c'est aussi la prétendue similitude de forme d'espèces différentes. On s'est trouvé maintes fois en présence de types microbiens bien distincts par leurs fonctions, et semblables par les caractères morphologiques : on en a conclu que deux espèces peuvent avoir la même forme, et par conséquent que celle-ci n'est pas le meilleur caractère spécifique.

En dehors des caractères morphologiques et des fonctions, les caractères macroscopiques des colonies, ou qualités physiques des cultures, ont eu leur heure de grande faveur, prenant franchement le pas sur la morphologie proprement dite. Il est clair que ces caractères ont dû avant tout leur vogue à leur évidence même, à la facilité de leur constatation, en même temps qu'à l'ignorance provisoire des autres caractères.

Pour toutes ces raisons, se sont établies la dépréciation des caractères morphologiques, en même temps que la confiance accordée aux qualités physiques et surtout aux attributs fonctionnels. Mais, je le répète, c'est poser en microbiologie un principe tout nouveau, en contradiction avec les principes admis en biologie générale. Pour mettre ainsi les microbes hors la loi, il faut des arguments bien péremptoires : les motifs invoqués sont-ils assez solides pour justifier cette exception ?

Les variations de la morphologie ne sont pas suffisantes pour lui enlever son importance comme caractère spécifique ; et cela, pour deux raisons. La première, c'est qu'elles sont limitées, moins étendues et moins aisées qu'on ne le dit souvent ; les cas sont bien rares où l'on se trouve, sans les avoir provoquées, en présence de variations très marquées. La seconde raison qui maintient leur valeur aux caractères morphologiques, malgré leurs variations, c'est la possibilité d'en préciser le déterminisme, et, quelle que soit notre ignorance actuelle, d'arriver à le bien connaître pour chaque espèce.

Si les caractères morphologiques trouvent dans leurs variations un motif de dépréciation, il doit en être de même des propriétés fonctionnelles. Malgré l'affirmation un peu *a priori* que les microbes sont définis par leurs fonctions, il a bien fallu reconnaître que celles-ci sont très variables. L'attention se portant tout d'abord sur la propriété pathogène, on ne tarde pas à la voir subir des oscillations considérables ; bientôt, une autre propriété à manifestations éclatantes, la fonction chromogène, se montre susceptible de variations surprenantes. Lorsqu'on se met à rechercher aussi les variations dans les autres fonctions chimiques, d'analyse plus délicate, on reconnaît que toutes se prêtent à des variations étendues ; et, comme on est encore fort peu avancé dans cette voie, les premiers résultats obtenus nous permettent de prévoir que les faits de cet ordre seront démontrés extrêmement communs. Une espèce n'est pas aussi bien définie par sa fonction qu'on l'a tout d'abord espéré. Si tant est que la comparaison puisse être faite, on peut dire que les propriétés fonctionnelles sont aussi variables que les caractères morphologiques, que leurs variations sont même plus faciles à réaliser et plus fréquemment observées, qu'elles sont en tout cas dans la nature, plus fréquentes et plus étendues.

Mais, dira-t-on, la dépréciation de la forme ne s'appuie pas seulement sur sa variabilité, elle s'appuie encore et surtout sur ce fait que des caractères morphologiques identiques peuvent appartenir à des espèces différentes, distinguées par leurs fonctions. Or, cette thèse ne peut être acceptée sans commentaire. Dans un sens absolu, je n'hésite pas à la déclarer inexacte : une véritable identité dans la forme et l'évolution, une similitude complète, qui s'affirmerait telle devant des moyens d'investigation capables de saisir tous les détails et les nuances, entraînerait, je pense, par définition même l'unité d'espèce : et dans ces conditions devrait-on voir dans les différences fonctionnelles plus qu'une distinction de races ? Tout au plus peut-on présenter la thèse en question comme s'appliquant à l'état actuel des choses, où l'imperfection de nos connaissances et de nos méthodes d'investigation peut nous laisser ignorer des différences morphologiques, de telle sorte que deux espèces nous paraissent semblables quant à leurs caractères de forme et d'évolution. Même ainsi formulée, cette thèse doit-elle être acceptée sans réserve ? Et ne peut-on pas l'accuser d'être déduite de jugements portés sur tel ou tel cas d'une manière prématurée et un peu arbitraire ? Voici, par exemple, le vibrion cholérique. Comme on a reconnu de divers côtés, et Koch lui-même, qu'on pouvait trouver chez des individus sains et dans des eaux diverses des microbes en tout semblables au vibrion du choléra, sauf qu'ils sont dénués d'action pathogène, Koch a dû retirer sa confiance à la plupart des caractères indiqués par lui, placer en première ligne le caractère infectieux, et attribuer à cette propriété la valeur de critérium absolu. Or, ne peut-on pas relever là, jusqu'à un certain point, une sorte de pétition de principe ? le caractère pathogène est considéré comme le critérium absolu, parce qu'on a décidé tout d'abord que le vibrion cholérique était nécessairement lié de la façon la plus étroite avec le choléra ; et c'est au nom de cette idée préconçue qu'on juge des faits qui seraient précisément de nature à la réformer. Je pourrais faire des réflexions analogues au sujet de la fièvre typhoïde, du bacille d'Eberth et du bac. coli. Si l'on se refuse à rapprocher en une seule espèce ces deux microbes, qui ont une très grande ressemblance au point de vue morphologique, c'est avant tout parce qu'on part de cette donnée, insuffisamment établie, que le bacille typhique doit être en relation exclusive avec la fièvre typhoïde ; en d'autres termes, des faits qui seraient de nature à juger la spécificité sont au contraire jugés au nom de cette spécificité même, posée en principe.

Sans doute, en présence de deux types qui nous paraissent semblables par la forme, et qui diffèrent par les fonctions, il n'est pas impossible que nous ayons affaire à deux espèces dont peut-être les différences de morphologie et d'évolution nous échappent, mais il y a des chances aussi, et plus de chances d'une manière générale, pour qu'il s'agisse d'une seule et même espèce en variations fonctionnelles. L'identité de forme, si elle ne permet pas encore d'affirmer positivement l'unité d'espèce, réclame au moins qu'on reste sur la réserve, et qu'on hésite à faire une séparation. Pendant longtemps on a trop méconnu les variations fonctionnelles : la tendance actuelle est de s'en défier davantage[1].

---

[1] Ceci demande une réflexion pour éviter toute équivoque. Je ne veux pas dire que deux types morphologiquement semblables, et différents par la fonction, méritent d'être confondus: ceci est bien loin

D'un autre côté, il est très certain que deux et même plusieurs espèces peuvent posséder la même fonction. On a pu imaginer, au début de la microbiologie, qu'une fonction déterminée, comme une action de ferment, était l'apanage d'une espèce, et par conséquent qu'une espèce serait définie par sa fonction, non seulement parce que celle-ci est fixe, mais parce qu'elle n'appartient qu'à elle : les faits n'ont pas confirmé cette idée. Il y a donc là un motif qui s'ajoute aux variations des attributs fonctionnels, pour en amoindrir l'importance comme caractères d'espèce.

La même observation peut être faite à l'égard de certaines qualités physiologiques (manière d'être relativement à la chaleur, tolérance des substances antiseptiques, etc.) : elles sont assez variables pour la même espèce, et elles peuvent se montrer identiques chez plusieurs.

Quant aux qualités physiques ou macroscopiques des cultures, qui sont pour ainsi dire une résultante de la morphologie et des fonctions, mais dépendent le plus souvent en grande partie de ces dernières, ce sont elles surtout qui sont très variables ; et c'est surtout d'elles qu'il est vrai de dire que le même caractère peut appartenir à plusieurs espèces.

En conséquence de ce qui précède, je crois devoir plaider un peu la cause des caractères morphologiques, dépréciés d'une manière excessive, et contester la légitimité de l'honneur exceptionnel qu'en microbiologie on fait aux attributs physiologiques, en cherchant en eux la caractéristique des espèces et le guide sûr pour les reconnaître. Mais il importe, pour qu'il n'y ait pas d'équivoque, de bien faire remar-

de ma pensée. La question est de savoir s'il faut dans tous les cas, comme on a eu longtemps de la tendance à le faire, baser sur des différences uniquement fonctionnelles des distinctions d'espèces, et s'il ne faut pas très souvent admettre de simples distinctions de races.

quer que je parle d'espèces dans le sens de l'histoire naturelle générale. Qu'un médecin ou un chimiste ne voient
dans les microbes que des agents de maladies ou de fermentations, et que par conséquent ils cherchent la caractéristique des types microbiens dans les fonctions, rien de
mieux ; mais il importe de considérer les microbes comme
des êtres vivants, tenant leur place dans le monde organique :
c'est à ce point de vue élevé, où la fonction perd en importance, que je dois envisager les espèces dans cette discussion. Deux races d'un microbe pathogène, l'une virulente,
l'autre atténuée, pourront être, aux yeux du médecin,
aussi radicalement séparées que deux espèces, parce que la
seconde est aussi inoffensive qu'une espèce saprophyte :
elles n'en constitueront pas moins, pour le naturaliste,
une seule et même espèce.

Il est d'ailleurs essentiel de distinguer le point de vue théorique du côté pratique de la question, et surtout de considérer cette question, séparément, d'une part dans la suppo-
sition d'une science faite ou du moins beaucoup plus avancée,
d'autre part en présence de l'état actuel, si imparfait, de nos
connaissances et de nos moyens d'investigation.

Théoriquement, et à un point de vue absolu, la morphologie (forme individuelle et évolution) est le caractère de
premier ordre. Il est certain que, pour une définition, il
est juste de tenir plus ou moins compte de tous les attributs ;
mais le droit à participer tous à la définition n'implique pas
qu'ils aient une valeur égale, et il est nécessaire d'examiner
quel doit être leur ordre de prééminence et de subordina-
tion. « Il est impossible de déterminer l'espèce bactérienne
à l'aide d'un critère unique ; on doit recourir à un ensemble
de caractères, parmi lesquels on établira une certaine subor-
dination : en tête, figureront la forme et les propriétés pa-

thogènes... » (Arloing.) *A priori,* il y a lieu de chercher à appliquer aux microbes la loi commune ; et, de fait, les phénomènes de la vie microbienne, tels qu'on les connaît actuellement, ne justifient pas une exception à cette loi. Une espèce microbienne peut, ou, si l'on veut, pourra, dans une phase plus avancée de la science, être définie, je ne dis pas par une forme fixe, mais par sa forme et son évolution normales, ou encore par l'ensemble des formes possibles et leur déterminisme.

Les fonctions, en tant qu'attributs d'espèce, sont théoriquement des caractères de second ordre. Je reconnais cependant qu'elles peuvent et doivent être comptées au nombre des caractères qui définissent une espèce, parce que leurs variations sont limitées, moins étendues, si l'on va au fond des choses, qu'en apparence, qu'elles représentent réellement des propriétés inhérentes aux espèces, et non, comme cela a été soutenu pour la virulence, des propriétés d'emprunt ; et parce que, comme pour la forme, on peut, au milieu des nombreux cas de variations, distinguer pour chaque espèce, au point de vue fonctionnel, un état normal[1]. Mais la variabilité étendue des fonctions, et une certaine communauté, ne permettent pas de leur accorder le premier rang ; et elles ne doivent être mises à contribution que d'une manière très large, bien entendu au point de vue élevé du naturaliste.

Il faut mettre au-dessous des attributs fonctionnels proprement dits ces propriétés physiologiques, telles que la résistance à la chaleur, les températures-limites, etc., qui ne peuvent théoriquement être invoquées, pour une définition d'es-

---

[1] Peut-être même faut-il aller jusqu'à dire qu'une différence fonctionnelle pourrait suffire à distinguer deux espèces, si elle était démontrée irréductible, à supposer toutefois, ce qui n'est nullement établi, qu'une telle différence puisse exister entre deux types tout à fait semblables par la forme et l'évolution.

pèce, qu'à titre de caractères d'ordre secondaire. L'aspect macroscopique des colonies, ou les qualités physiques des cultures, sont des caractères de dernier ordre qui méritent à peine une mention dans une définition d'espèce. « Il faut avouer que ce sont là des caractères secondaires, et qui paraîtront bien insignifiants aux personnes habituées à déterminer spécifiquement avec plus de rigueur des animaux et des plantes phanérogames. » (Arloing.)

Si maintenant on considère le problème en présence de l'état actuel de la science, les caractères morphologiques ne peuvent évidemment avoir toute leur valeur, parce que nous ne sommes pas encore assez bien armés pour en apprécier les détails, parce que nos connaissances ne sont pas assez avancées sur le déterminisme de leurs variations, et parce qu'en pratique, en présence d'un type microbien, nous ignorons le plus souvent à quelles conditions, capables de le modifier, il a été préalablement exposé. Donc, d'un côté, nous ne pouvons pas pour le moment, dans la définition d'une espèce, donner à la morphologie toute la valeur qu'elle possède d'une manière absolue et théorique ; et surtout, en pratique, lorsqu'il s'agit de déterminer l'identité d'un type microbien, nous ne pouvons pas nous fier complètement à elle.

Il en résulte, pour les caractères fonctionnels, un rehaussement provisoire au-dessus de leur valeur théorique. Mais on leur fait quelquefois la part un peu trop belle. On n'est pas toujours assez réservé dans la mise à contribution d'une propriété physiologique, comme élément de définition d'une espèce ; il est nécessaire d'être extrêmement prudent dans l'utilisation de ces caractères. Cela est vrai surtout pour la détermination pratique des espèces : une confiance exagérée dans les attributs fonctionnels risque de tromper très souvent l'observateur, au moins autant que la confiance en la morphologie[1] ; et, en fait, il faut mettre certainement au passif de cette confiance un grand nombre de distinctions de types microbiens, pris à tort pour des espèces différentes.

Pour définir provisoirement les espèces et pour les reconnaître, on peut utiliser aussi, jusqu'à un certain point, les propriétés biologiques, telles que la tolérance à l'égard des antiseptiques, la résistance à la chaleur, surtout les températures-limites de culture. Ces propriétés ne sont pas invariables, il est vrai, nous l'avons vu, et par conséquent, ce ne sont pas des critères absolus ; mais elles méritent cependant de tenir un rang honorable à côté des fonctions, comme éléments de détermination pratique. Quant aux qualités physiques des cultures, il est permis de les utiliser, parce que notre ignorance nous oblige à faire flèche de tout bois ; mais vraiment il faut leur retirer l'honneur qu'on leur a fait, et ne leur accorder qu'une confiance extrêmement limitée.

Il est certain qu'il y a actuellement, dans le monde des microbiologistes, une grande indécision, et même un notable désaccord, quant à l'appréciation des différents caractères. Mais, si cette hiérarchie est aujourd'hui un objet de discussion, elle doit tendre à se préciser par les progrès de la science. Si chaque caractère n'a pas aujourd'hui, étant donné l'état de nos connaissances, la place qui lui revient d'une manière théorique et absolue, il tendra à la prendre.

On a dit quelquefois que les propriétés physiologiques,

---

[1] Pour le *bac. anthracis*, par exemple, un observateur qui chercherait surtout à le caractériser par sa propriété pathogène risquerait plus de de le méconnaître qu'un autre, qui, au contraire, s'attacherait davantage aux caractères morphologiques, bien entendu en étant familier avec ceux-ci. S'il se confirme que le vibrion cholérique se présente très fréquemment dans la nature sous des états de virulence diverse, et même complètement atténué, on risque de faire de fréquentes erreurs, et l'on en a déjà sans doute commis souvent, en accordant une grande confiance, pour reconnaître ce microbe, à la propriété pathogène.

mieux approfondies, mériteraient de plus en plus la confiance, et prendraient de plus en plus le pas sur les caractères
morphologiques. J'estime que ce sera le contraire. Le crédit
des caractères morphologiques devra grandir : les progrès
de nos connaissances sur le déterminisme de leurs variations, des perfectionnements dans l'outillage et les méthodes,
nous permettant de mieux les approfondir et nous révé-
lant sans doute des détails que nous ne soupçonnons
même pas, ne pourront que les relever, et tendront à les
amener à la place d'honneur que théoriquement ils méritent[1].
Par contre, les propriétés physiologiques sont, à mon
sens, appelées à déchoir dans la hiérarchie des caractères.
En fait, dans ces derniers temps, la confiance en elles s'est-
elle accrue ? N'est-il pas vrai qu'elle a plutôt baissé ? On
s'est mis à les scruter davantage, un peu dans l'espérance
d'y trouver le meilleur guide et les attributs différentiels les
plus solides, et cela a eu surtout pour résultat d'y faire trou--
ver des variations fréquentes et étendues, et de faire plutôt
douter de leur valeur. A plus forte raison, les qualités physiques des cultures sont-elles appelées à déchoir, et déjà leur
crédit s'est généralement bien amoindri.

Faut-il poser ici la question de prééminence des variations

---

[1] S'il faut à ce jugement un témoignage de fait, je peux faire remarquer que, même actuellement, la morphologie peut représenter un
caractère d'une très grande valeur, même pour le diagnostic pratique
d'une espèce, si parmi les microbes on considère les mieux connus.
Un microbiologiste exercé reconnaîtra facilement une préparation
microscopique de *bac. anthracis*, pris dans un état bien normal ; et,
quand même il s'agirait d'une déviation du type normal, il y a bien
des chances pour qu'il le reconnaisse aussi, pourvu qu'il soit mis au
courant des conditions qu'a subies le type qu'on lui présente. En tout
cas, si on lui soumet une série de préparations représentant ce microbe
avec ses variations, il y a beaucoup de chances pour que l'examen de
l'ensemble le lui fasse reconnaître.

fonctionnelles et des variations morphologiques? Ce n'est qu'un corollaire de la précédente. S'il n'y a pas de sérieuses raisons pour mettre les microbes en dehors des lois générales des êtres organisés, si, conformément à ces lois, les caractères morphologiques méritent là aussi le premier rang comme attributs d'espèce, à un point de vue absolu, il en découle directement que les variations morphologiques, quant à leur valeur théorique, priment les variations fonctionnelles.

La variabilité des propriétés fonctionnelles a sans doute un puissant intérêt, lorsqu'on considère les microbes comme agents de maladies ou de phénomènes chimiques ; et le chimiste, le médecin, le physiologiste, ont le droit, à leur point de vue, de mettre au second plan ce qui concerne la morphologie. Mais, au point de vue de la biologie générale, qui ne doit voir dans les microbes qu'une catégorie d'êtres vivants, les variations morphologiques présentent un intérêt supérieur ; et, finalement, il n'y a pas lieu de faire ici une exception au principe général, d'après lequel c'est surtout dans la morphologie qu'on doit chercher la variabilité.

CHAPITRE IV

QUESTION DES TRANSFORMATIONS SPÉCIFIQUES

Il est bon, en terminant ce travail, de considérer d'une manière particulière et directe, quoiqu'elle trouve implicitement sa réponse dans les développements qui précèdent, la question des transformations spécifiques.

En présence d'une variation un peu accentuée dans l'un des caractères d'un microbe, on s'est demandé si l'on n'observait pas, si l'on n'avait pas provoqué une véritable mutation d'espèce. L'expérimentateur a pu se croire même capable de faire naître des types spécifiques non existant dans la nature, de créer pour ainsi dire des espèces nouvelles.

La question a été posée au sujet des variations dans les divers ordres de caractères. En raison des principes de la biologie générale, qui cherchent la caractéristique des genres et des espèces dans la forme et l'évolution, il était légitime que cette question fût posée à propos des variations morphologiques. Mais on ne s'en est pas tenu là : par une véritable innovation, on a posé la question de transformations spécifiques au sujet des variations fonctionnelles ; et c'est même surtout là, qu'on a cru voir des preuves de mutations. C'était la conséquence forcée de cette idée directrice, que, chez les microbes, les propriétés fonctionnelles ont une signification théorique supérieure à celle qu'on leur avait reconnue jusqu'ici, et doivent peut-être tenir le premier rang comme caractères d'espèce. On a parlé de transformations spécifiques au sujet des variations provoquées dans la fonction chromogène, par exemple ; on a surtout émis cette interprétation à propos des modifications un peu importantes imprimées à la propriété pathogène, et, dès la naissance de la microbiologie expérimentale, c'est par des atteintes portées à cette propriété qu'on a cru pouvoir déterminer l'éclosion d'espèces nouvelles.

Cette interprétation est-elle légitime ?

Pour répondre à cette question, il importe de faire une distinction : il faut considérer séparément les faits de variations réalisés par l'expérimentation, et ceux que l'on observe ou que l'on suppose dans la nature.

Eu égard aux faits expérimentaux, aux *variations artificielles* si l'on veut, la prétention n'est pas justifiée. Examinons en effet à ce point de vue, d'une part les variations imprimées à la morphologie, d'autre part celles qu'on fait subir aux fonctions.

En ce qui concerne les caractères morphologiques, les variations fixées et héréditaires, celles que j'ai cru pouvoir appeler variations proprement dites, les seules pour lesquelles il puisse être question de transformations spécifiques, ne sont pas assez profondes pour justifier cette interprétation. De deux choses l'une : ou bien les modifications que l'on peut imprimer à la forme et à l'évolution sont très restreintes, et alors la notion de race suffit amplement ; ou bien, si la variation est très prononcée, le type modifié présente des indices, ou d'un défaut de fixité, ou d'une manifeste déchéance, et même le plus souvent se montre tout ensemble faible, et dépourvu de fixité. Jamais, partant d'un coccus vrai, on n'a fait un bacille, capable de se propager sous cette forme ; jamais non plus, inversement, on n'a transformé un bacille en coccus (j'entends un coccus vrai, n'en ayant pas seulement la ressemblance, et pouvant se propager comme tel) ; il n'y a même pas d'exemple d'un staphylocoque transformé en streptocoque, ni d'une transformation inverse[1]. Lorsque, partant d'une certaine forme, on arrive à un type doué de caractères morphologiques franchement différents, cas vraiment exceptionnel, on observe une diversité de formes individuelles qui réunissent la forme la plus différenciée à la forme primitive, ou bien à un moment donné, on voit simplement reparaître cette forme primitive pure : phénomènes en somme comparables avec ce qu'on a qualifié, pour les variations des êtres supérieurs, de phénomènes de retour ou de variations désordonnées[2]. Je ne pense pas que, par une modification expérimentalement imprimée à un microbe, on ait jamais réalisé un type à la fois franchement différent de celui dont on partait, vivace, c'est-à-dire non entaché de grossière déchéance, et pourvu de fixité. Ne faudrait-il pas un tel fait, pour que l'interprétation de transformation spécifique pût bien légitimement s'affirmer ? Pour tous les faits connus, la notion de variétés et de races me paraît amplement suffire.

[1] Je prends le mot streptocoque dans la seule acception qu'il mérite. Il ne peut être appliqué à toute succession de coccus en chapelet : il doit être réservé aux microcoques dont le sens de la scissiparité, toujours le même, détermine la disposition constante en chaînettes.

[2] Par exemple, Winogradsky a pu, en cultivant le ferment nitreux dans de certaines conditions, séparer comme deux races à caractères morphologiques différents ; mais, à un moment donné de la série des cultures, il vit chacune d'elles tendre à reprendre le type mixte ou intermédiaire d'où on était parti.

La prétention est-elle mieux justifiée pour les variations fonctionnelles ? Peut-être un naturaliste pur se bornerait-il à répondre que, pour cet ordre de variations, la question ne doit même pas être posée : si les attributs spécifiques ne doivent pas être cherchés dans les propriétés physiologiques, il en découle nécessairement qu'une modification dans ces propriétés, quelque profonde qu'elle fût, ne saurait suffire à faire conclure à une transformation spécifique. Cependant, des savants éminents ne pensent pas ainsi : accordant aux propriétés fonctionnelles une haute valeur comme attributs d'espèce, ils jugent que la question de transformations spécifiques peut fort bien être posée au sujet des variations fonctionnelles. Or ici encore, l'examen des faits montre que, pour le moment, l'expérimentation ne peut pas se flatter d'avoir réalisé une vraie transformation.

Il faut rappeler ici, en deux mots, ce que j'ai dit, avec quelques développements, au chapitre des fonctions chimiques, et à celui de la fonction pathogène. La variabilité fonctionnelle est limitée. Tout se borne à des oscillations, descendantes ou ascendantes, dans une ou plusieurs propriétés physiologiques, oscillations dont la manifestation est peut-être en quelque sorte amplifiée, au moins pour la fonction pathogène, par l'extrême délicatesse des réactifs. Dans le cas de variations accentuées au maximum, lorsqu'on croit avoir anéanti une propriété, l'annulation n'est pas complète ; une analyse minutieuse de l'être modifié permet de découvrir un reste de la propriété. Il importe de considérer à ce propos l'importante étude qu'a faite M. Chauveau du bac. anthracis atténué. Il a vu que, même dans l'état d'atténuation le plus accentué possible, le plus capable de faire croire à une transformation spécifique, la propriété pathogène n'est pas en réalité complètement anéantie ; il en reste quelque chose, qui se traduit de deux manières : c'est le pouvoir de conférer l'immunité, c'est aussi la possibilité de faire reprendre au microbe, par un léger artifice de culture, le chemin des variations ascendantes. La propriété n'est supprimée qu'en apparence : elle n'est qu'engourdie, prête à se réveiller, ou plutôt réduite à un minimum qui échappe aux méthodes ordinaires d'investigation. Ce résidu du pouvoir infectieux se montre inséparable de la vitalité ; car, si l'on veut, comme l'a tenté M. Chauveau, pousser plus loin l'atteinte, faire descendre au microbe un degré de plus dans la voie des variations descendantes, accentuer une modification qui paraît devoir aboutir à une transformation d'espèce, en supprimant le peu qui reste de la propriété spéciale, on ne va pas plus loin sans tuer le microbe. Lorsque la variation fonctionnelle est poussée très loin, il s'agit donc dans ce cas d'un état de profond affaiblissement. D'ailleurs, les variations dans les propriétés fonctionnelles ne sont le plus souvent, sinon toujours, que des témoignages d'un affaiblissement ou d'un renforcement total de l'être. Quoi qu'il en soit de cette dernière règle, que, vu les phénomènes dits d'adaptation, je n'ose pas donner comme absolue, les variations fonctionnelles d'ordre expérimental se réduisent à des renforcements ou affaiblissements, qui portent, soit sur l'ensemble des propriétés de l'être, soit sur certaines d'entre elles d'une manière en apparence isolée ou plus ou moins indépendante.

M. Chauveau s'est vigoureusement élevé contre l'assimilation de l'atténuation expérimentale des agents virulents avec une transformation. Il compare les virus de la vaccine et de la variole, qu'on peut légitimement considérer comme dérivant d'une transformation naturelle, au virus charbonneux à divers degrés de virulence. Jamais, ni avec le virus de la vaccine, ni avec celui de la variole, on n'a observé un phénomène de retour, qu'on pourrait dire atavique : chacun d'eux s'atténue et s'exalte pour son propre compte, en gardant son individualité, tandis qu'avec le virus charbonneux, à divers degrés du pouvoir pathogène, on observe fréquemment une tendance au passage d'un degré à l'autre de l'échelle de virulence, souvent une accentuation de l'atténuation, ou parfois au contraire un retour, dit atavique, à la virulence forte. D'un autre côté, M. Chauveau se base sur le vestige de propriété pathogène que garde le virus charbonneux, même dans l'atténuation maxima, et qui le distingue foncièrement d'un vrai saprophyte : « Si atténué qu'on l'imagine, c'est toujours du virus charbonneux » ; et il conclut qu' « un fossé profond sépare actuellement l'atténuation et la transformation des virus. » Une analogie frappante existant entre les variations d'une fonction quelconque et celles de la fonction pathogène, le jugement de M. Chauveau relatif à cette dernière mérite d'être appliqué à l'ensemble des fonctions : pour les variations fonctionnelles actuellement réalisées par l'expérimentation, c'est forcer la signification des faits que parler de transformation ; un microbe qui a perdu, par des procédés de laboratoire, l'exercice d'une fonction n'est pas une espèce nouvelle, mais une race atteinte d'une tare héréditaire.

Je conclus que jusqu'à présent l'expérimentation n'a réalisé aucune transformation spécifique. Les faits qui ont pu paraître mériter cette interprétation s'expliquent suffisamment par la notion des variétés et des races, que la microbiologie a eu longtemps de la tendance à négliger, et dont la méconnaissance a précisément contribué pour une large part à faire invoquer l'hypothèse des transformations spécifiques. Ce serait d'ailleurs à l'interprétation que je combats à donner sa preuve : jusqu'à présent, elle ne se présente que comme une hypothèse qui dépasse l'enseignement des faits.

Je crois qu'il est juste de prononcer, au sujet des variations expérimentales de n'importe quel caractère, le jugement formulé par M. Chauveau au sujet des variations de la virulence : « Une vraie transformation doit être fort difficile à obtenir, puisqu'on n'en saurait citer un seul exemple authentique. » M. Arloing pense aussi que l'expérimentateur ne peut pas se vanter encore d'avoir vraiment réalisé, même dans les plus remarquables exemples de variations microbiennes, une transformation d'espèce : «Nous devons à la vérité de dire que les microbistes qui en ont poursuivi la démonstration (du transformisme) se sont fortement approchés du but qu'ils s'étaient proposé, mais n'ont pas encore réussi à l'atteindre. »

Faut-il porter le même jugement sur les *variations naturelles* ? Si l'on s'en tient à celles qui sont bien démontrées, soit qu'on ait prise sur elles en les reproduisant, soit qu'on les observe d'une façon claire et indiscutable, il faut convenir qu'elles ne dépassent pas la portée des variations artificielles, et qu'elles sont justiciables de l'appréciation qui vient d'être formulée sur ces dernières. En ce qui concerne la morphologie, il n'est pas d'observation certaine qu'un microbe puisse varier dans sa forme et son évolution, même dans la nature, d'une manière à la fois assez étendue et assez fixe pour qu'il soit nécessaire d'invoquer une transformation spécifique. Quant aux variations fonctionnelles, celles que l'on observe clairement sont absolument comparables à celles que l'on provoque artificiellement : elles ne sont ni mieux fixées, ni plus profondes. « Les microbes pathogènes rencontrent dans la nature des causes mal déterminées qui affaiblissent ou relèvent leur virulence ; il n'est pas encore démontré irréfutablement que ces causes puissent transformer une espèce en une espèce nouvelle. » (Arloing.)

On peut dire, il est vrai, que nous ne devons pas encore nous flatter d'avoir tout vu et tout démontré, que peut-être s'opèrent dans la nature, dans des conditions qui nous échappent encore, et sans que nous ayons pu le reconnaître clairement, des modifications qui dépassent celles que nous savons réaliser, et qui mériteraient d'être qualifiées de transformations spécifiques. C'est possible; mais c'est passer du domaine des faits démontrés dans celui de l'hypothèse.

Dans cette voie, on peut aller bien plus loin; on peut supposer que les espèces microbiennes que nous observons proviennent toutes, par des transformations successives opérées par la nature, d'un nombre très restreint de types ou d'un type unique. C'est une hypothèse plausible, mais qui dépasse beaucoup la portée des faits établis [1] : si la nature, riche d'une immense variété de moyens, au service d'un plan souverain, a su faire cette œuvre, il faut reconnaître que, pour le moment du moins, nous sommes loin de savoir l'imiter.

On voit quelquefois invoquer, en faveur du transformisme, les résultats actuellement acquis par l'expérimentation en microbiologie. C'est vraiment forcer la signification des faits, puisqu'aucun cas de variations expérimentales chez les microbes, d'après le jugement des maîtres les plus autorisés, ne peut être considéré comme un exemple de transformation spécifique.

L'insuccès actuel des tentatives faites pour obtenir une véritable transformation est d'autant plus remarquable, que les microbes paraissaient mieux devoir s'y prêter. D'abord, la facilité même à provoquer des variations limitées semblait devoir rendre possible, bien mieux qu'aux autres degrés de l'échelle, une véritable transformation expérimentale. En second lieu, et surtout, l'espoir du succès pouvait être basé sur l'extrême rapidité de la prolifération : ces infiniment

[1] « Les espèces de ce groupe semblent avoir traversé sans varier les longues périodes qui séparent l'époque actuelle des temps anciens..... Ce sont là, il faut le dire, des faits qui ne plaident guère en faveur du transformisme. » (Macé, *Traité de Bactériologie*, 3ᵉ édition).

petits pullulent avec une exubérance prodigieuse ; les générations s'y succèdent avec une telle précipitation, qu'on a
pu dire qu'une espèce microbienne pouvait trouver, dans
une culture, l'équivalent de plusieurs siècles pour les êtres
des degrés supérieurs et moyens de l'échelle : « Un observateur qui contemple une population de bacilles pendant
soixante-quatorze heures en connaît l'évolution comme
l'historien connaîtrait celle d'un peuple sur qui il aurait
une série ininterrompue de documents pendant 5106 ans ;
si l'observation dure un an, l'observateur connaîtra vingt-
quatre mille générations de bactéridies, qui, s'il s'agissait
d'hommes, exigeraient 600,000 années » (Bordier). Par
conséquent, dans chaque expérience, les influences modificatrices peuvent agir sur un très grand nombre de générations successives, et par là accumuler leurs effets. Malgré
cela, et quoiqu'on ait mis en œuvre une très grande variété
de conditions de milieu, on n'est arrivé jusqu'à ce jour,
dans la poursuite des transformations spécifiques, qu'à des
résultats bien imparfaits, qui ne me paraissent pas suffisants
pour être qualifiés de transformisme.

TABLE ANALYTIQUE

SECONDE PARTIE

ÉTUDE SYNTHÉTIQUE

Lyon. — Imp. PITRAT AÎNÉ, **A. Rey** Successeur, 4, rue Gentil. — 9446

LIBRAIRIE J.-B. BAILLIÈRE ET FILS

BOUCHARD (Ch). — Les microbes pathogènes, 1892, 1 vol in-16. 3 fr. 50

BURLUREAUX. — La pratique de l'antisepsie dans les maladies contagieuses, 1892, 1 vol. in-16 de 300 pages, cartonné. . . . . 5 fr.

COUVREUR — Le microscope et ses applications à l'étude des végétaux et des animaux, 1888, 1 vol. in-16, de 350 pages, avec 75 fig. . . . 3 fr. 50

DUCLAUX (E.). — Le lait, études chimiques et microbiologiques, 1887, in-16 de 336 pages. fig. . . . . 3 fr. 50

DUVAL (Mathias). — La technique microscopique et histologique, in-16 de 316 pages, avec 43 figures . . . . 3 fr. 50

GARNIER (L.). — Ferments et fermentations. Etude biologique des ferments, rôle des fermentations, 1888, in-16 de 318 pages avec 65 figures . 3 fr. 50

HALLOPEAU. — Traité élémentaire de pathologie générale, 1893, in-8 de 800 p., avec 180 figures. . . . . 13 fr.

LAVERAN et TEISSIER. — Nouveaux éléments de pathologie médicale, 1894, 2 vol. in-8 de 1800 pages, avec fig et tracés. . . . . 22 fr.

MACÉ (E). — Traité pratique de bactériologie, 1891, 1 vol. in-8 de 700 p., avec 200 fig. . . . . 10 fr.

MANQUAT. — Traité élémentaire de thérapeutique, de matière médicale et de pharmacologie, 1895, 2 vol. in-8, ensemble 1600 p. . . . . . . 20 fr.

PONCET (F.). — Les microbes des eaux minérales de Vichy, asepsie des eaux minérales, 1895, in-8 de 175 pages, avec 26 planches . . . . . . 7 fr.

RANVIER (L.). — Leçons d'anatomie générale faites au Collège de France, 1880-81, 2 vol. in-8 avec fig. . . . . 20 fr.

RINDFLEISCH (Ed.). — Traité d'histologie pathologique, 1888, 1 vol. gr in-8 de 880 p., avec 359 fig. . . . . 15 fr.

ROUX (G.). — Précis d'analyse microbiologique des eaux, suivi de la description et de la diagnose des espèces bactériennes des eaux, de M. le professeur ARLOING, 1892, in-18 de 404 p., avec 73 fig. cart. . . . . 5 fr.

SCHMITT (J). — Microbes et maladies, 1886, 1 vol. in-16 de 300 p., avec 24 fig. 3 fr. 50

SCHWARTZ (Ed.). — La pratique de l'asepsie et de l'antisepsie en chirurgie, 1892, 1 vol. in-18 jésus de 500 p., avec fig. . . . . 6 fr.

TEISSIER (J.). — La grippe-influenza, étiologie, pathogénie, formes cliniques, traitement,-1893, 1 vol. in-8 de 200 p . . . . 5 fr.

THÉVENET. — Des pansements et de l'antisepsie, dans la chirurgie lyonnaise, 1893, gr. in-8 de 220 p. . . . . 5 fr.

VINAY. — Manuel d'asepsie. Stérilisation et désinfection par la chaleur. Applications à la médecine, à la chirurgie, à l'obstétrique et à l'hygiène, 1890, 1 vol. in-18 jésus, de 600 p., avec 100 fig. cart. . . . . 8 fr.

Lyon. — Imprimerie PITRAT AINÉ, A. Rey successeur, 4, rue Gentil. — 9446

www.ingramcontent.com/pod-product-compliance
Lightning Source LLC
Chambersburg PA
CBHW071703200326
41519CB00012BA/2615